中国家庭医生 医学科普系列丛书

乙肝看名医

广东省医学会、《中国家庭医生》杂志社
组织编写

主　编：高志良
副主编：谢寒芳　张晓红

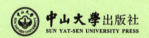
中山大学出版社
SUN YAT-SEN UNIVERSITY PRESS

·广州·

版权所有　翻印必究

图书在版编目（CIP）数据

乙肝看名医 / 高志良主编；谢寒芳，张晓红副主编．—广州：中山大学出版社，2016.5

（《中国家庭医生》医学科普系列丛书）

ISBN 978-7-306-05703-7

Ⅰ. ①乙… Ⅱ. ①高… ②谢… ③张… Ⅲ. ①乙型肝炎—防治　Ⅳ. ① R 512.6

中国版本图书馆 CIP 数据核字（2016）第 110655 号

YIGAN KAN MINGYI

| 出 版 人：徐　劲
| 责任编辑：鲁佳慧
| 封面摄影：肖艳辉
| 封面设计：陈　媛
| 装帧设计：肖艳辉
| 责任校对：王　琦
| 出版发行：中山大学出版社
| 电　　话：编辑部 020 - 84110283，84111996，84111997，84113349
| 　　　　　发行部 020 - 84111998，84111981，84111160
| 地　　址：广州市新港西路 135 号
| 邮　　编：510275　传真：020 - 84036565
| 网　　址：http://www.zsup.com.cn　E-mail: zdcbs@mail.sysu.edu.cn
| 印 刷 者：佛山市浩文彩色印刷有限公司
| 规　　格：170mm × 210mm　1/24　7.5 印张　150 千字
| 版次印次：2016 年 5 月第 1 版　2016 年 5 月第 1 次印刷
| 印　　数：1~6000 册　　　　定　价：28.00 元

如发现本书因印装质量影响阅读，请与出版社发行部联系调换

《中国家庭医生》医学科普系列丛书编委会

主任：

姚志彬

编委（按姓氏笔画排序）：

马 骏	王省良	王深明	邓伟民	田军章	兰 平	朱 宏
朱家勇	伍 卫	庄 建	刘 坚	刘世明	苏焕群	李文源
李国营	吴书林	何建行	余艳红	邹 旭	汪建平	沈慧勇
宋儒亮	张国君	陈 德	陈规划	陈旻湖	陈荣昌	陈敏生
罗乐宣	金大地	郑衍平	赵 斌	侯金林	夏慧敏	黄 力
曹 杰	梁长虹	曾其毅	曾益新	谢灿茂	管向东	

序

姚志彬 | 广东省政协副主席
广东省医学会会长

健康是人生的最根本大事。

没有健康就没有小康,健康中国,已经成为国家战略。

2015年李克强总理的政府工作报告和党的十八届五中全会都对健康中国建设进行了部署和强调。

随着近年工业化、城镇化和人口老龄化进程加快,健康成为人们最关注的问题之一,而慢性病成为人民健康的头号"公敌",越来越多的人受其困扰。

国家卫生和计划生育委员会披露:目前中国已确诊的慢性病患者近3亿人。这就意味着,在拥有超过13亿人口的中国,几乎家家有慢性病患者。如此庞大的群体,如此难题,是医疗机构不能承受之重。

慢性病,一般起病隐匿,积累成疾,一旦罹患,病情迁延不愈。应对慢性病,除求医问药外,更需要患者从日常膳食、运动方式入手,坚持规范治疗、自我监测、身心调理。这在客观上需要患者及其家属、需要全社会更多地了解慢性病,掌握相关知识,树立科学态度,配合医生治疗,自救与他救相结合。

然而,真实的情况并不乐观。2013年中国居民健康素养调查结果显示,我国居民的健康素养总体水平远低于发达国家，尤其缺乏慢性病的防治知识。因此，加强慢性病防治知识的普及工作，刻不容缓。

与此同时，随着互联网、微信、微博等传播方式的增加，健康舆论市场沸沸扬扬、泥沙俱下，充斥着大量似是而非的医学信息，伪科普、伪养生大行其道。人们亟待权威的声音，拨乱反正，澄讹传之误，解健康之惑，祛疾患之忧。

因此，《中国家庭医生》医学科普系列丛书应时而出。

该丛书由广东省医学会与《中国家庭医生》杂志社组织编写。内容涵盖人们普遍关注的诸多慢性病病种，一病一册，图文并茂，通俗易懂，有的放矢，未病先防，已病防变，愈后防复发。

本系列丛书，每一册的主编皆为岭南名医，都是在其各自领域临床一线专研精深、经验丰富的知名教授。他们中，有中华医学会专科分会主任委员，有国家重点学科学术带头人，有中央保健专家。名医讲病，倾其多年经验，诊治心要尤为难得，读其书如同延请名医得其指点。名医一号难求，该丛书的编写，补此缺憾，以惠及更多病患。

广东省医学会汇集了一大批知名专家教授。《中国家庭医生》杂志社在医学科普领域成就斐然，月发行量连续30年过百万册，在全国健康类媒体中首屈一指，获得包括国家期刊奖、新中国60年有影响力的期刊奖、中国出版政府奖等众多国家级大奖。

名医名刊联手，致力于大众健康事业，幸甚！

2016年4月

前　言

高志良 | 中山大学附属第三医院感染性疾病科主任、教授
中山大学附属第三医院肝病医院副院长
广东省医学会感染病学分会主任委员

为什么说"中国是肝炎大国"？

因为全世界约有4亿人感染乙型肝炎，而其中中国就有接近1亿人。

那广东为何被称为"肝炎大省"呢？

因为全国的乙肝HBsAg阳性率约为7.18%，而广东的超过11%。这绝对不是件光彩的事情。

感染乙型肝炎病毒后，要么长期携带，传染给他人；要么反复肝脏受损导致慢性肝炎、重症肝炎；如果迁延不愈可发展为肝硬化，甚至肝癌。

因此，乙型肝炎感染是中国众多慢性病中最多见、危害最严重的疾病之一。

由于感染乙肝的人群庞大，持续时间长，衍生出一系列社会、家庭及个人问题：诸如儿童入托、婚育、就业等。也包括了如何就诊、服药、随访等一系列公共卫生知识普及的问题。

这些问题如果把握不好，会直接影响个人生活质量、

前途命运,间接影响社会和谐、资源分配,甚至国家的国际形象等。

  鉴于以上背景及个人长期诊治乙肝患者所接触到的主要问题,本书以中华医学会制定的《慢性乙型肝炎防治指南》(2015年版)为前提,力求以简单、通俗而科学的表达方式努力宣传普及乙型肝炎防治基本知识,引导患者正确面对乙肝,从而达到医患之间共同抗击乙肝的目的。

  由于乙肝研究发展迅速,过去的研究也在不断验证和更新,本书中若有不妥之处望广大读者谅解。此书仅作为参考,实际就诊以专家指导为妥。

  总之,乙肝病毒危害虽大,但是经过人类不断探索研究,乙肝疫苗的预防接种,抗病毒治疗的优化选择,母婴阻断的成功策略,未来治愈乙肝的新药也在持续研制中,这一切明确显示乙型肝炎是可防、可治、可控的疾病。希望社会给乙肝患者更多的空间,患者本人也应敞开心扉投入社会,为建设美好、和谐的家庭与社会共同努力。

2016年5月

目录 CONTENTS

名医访谈　乙肝治疗要有"信""心"　/1
自测题　/4

基础篇　慧眼识病

PART 1　治乙肝，这10年　/3

这10年，中国从乙肝高流行区降为中流行区　/4
这10年，大多数"大三阳"孕妇生出健康婴儿　/7
这10年，抗病毒成为治疗主战场　/8
这10年，部分早期肝硬化出现逆转　/9
然而，这10年，患者仍饱受歧视！　/10
肝炎防治大事记　/12

PART 2　漫话乙肝　/14

小小的乙肝病毒，感染了全世界约20亿人　/14
乙肝病毒的三抗原与三抗体　/16

目录 CONTENTS

乙肝病毒感染分四期 /18

握手、拥抱、共餐、同住不会传染乙肝！ /22

乙肝病情，及早发现 /25

乙肝病毒感染，你是携带者还是患者 /31

乙肝离肝癌有多远 /34

阻止乙肝癌变，怎么做 /36

关于乙肝的四大误区 /37

治疗篇　攻毒之战

PART 1　乙肝治疗全景图 /40

"乙肝治疗全景图"针对每个阶段给出了关键信息和具体的优化治疗建议 /42

PART 2　治疗，如何开启 /46

乙肝病毒携带者，该做什么 /47

肝功能异常，才需治疗 /51

抗病毒治疗是王道 /52

乙肝治愈分四步　/55

PART 3　这样治，才更好　/57
抗病毒治疗，"武器"选谁　/57
初治乙肝的选择　/64
谁将率先杀出重围　/67
干扰素治疗，吃点"苦头"不碍事　/69
乙肝用药，何时喊停　/71
乙肝肝硬化，抗病毒为时不晚　/74
中医治乙肝　/76

生活行为篇　三分治，七分养

PART 1　饮食　/84
乙肝患者，滴酒不能沾！　/84
乙肝患者吃什么　/86

目录 CONTENTS

适合乙肝患者饮用的茶　/88
肝炎患者最适宜吃的水果　/90
慢性病毒性肝炎食疗方　/93

PART 2　运动　/96

肝炎患者宜静养还是运动　/96
哪些运动对乙肝患者不利　/97

PART 3　药物　/98

我们吃的药到哪里去了　/98
爱肝脏,"药"小心　/99

PART 4　春季宜养肝　/100

PART 5　一剂被忽视的乙肝"特效药"　/102

预防篇　远离乙肝

PART 1　乙肝疫苗：人体抵御病毒的"防火墙"　**/106**

　　疫苗接种那些事儿　/108

PART 2　乙肝父母：生孩子，不碍事　**/111**

　　一位"阳妈妈"的生育经历　/111
　　"阳爸爸"，无须担心　/118

PART 3　家有乙肝患者　**/120**

✉ 经典答疑　/122

育龄期想怀孕的乙肝妇女如何进行抗病毒治疗？　/ 122
抗病毒治疗期间意外怀孕怎么办？　/ 123
何种情况下可考虑终止怀孕？　/ 123
如何减少肝炎对怀孕的影响？　/ 124

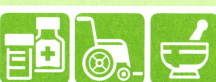

目录 CONTENTS

聪明就医篇　最高效看病流程

PART 1　如何就诊更高效　**/126**

　　如何高效挂到号　/128
　　如何与医生高效沟通　/130

PART 2　乙肝患者常做的检查　**/133**

PART 3　乙肝感染者的随访管理　**/136**

PART 4　这些骗局，你遭遇过吗　**/139**

　　乙肝治疗八大骗局　/139
　　"快速治愈乙肝"，能相信吗　/142

PART 5　广东省肝炎专科及专家推介（部分）　**/145**

名医访谈

乙肝治疗要有"信""心"

采访：《中国家庭医生》杂志社
受访： 高志良（中山大学附属第三医院肝病医院副院长，感染性疾病科主任，二级教授，博士生导师，中山大学名医，广东省医学会感染病学分会主任委员，中国医师协会感染病学会副会长）

或许是受到军医父亲潜移默化的熏陶，高教授的身上也有着"军人的严于律己"和"医生的清醒冷静"。

尽管作为学科带头人、博士生导师、学术组织领导等，身兼数职，事务繁忙复杂，他却从容不迫、镇定自若。与他的数次约访交流，也在轻松高效的氛围中愉快完成。

乙肝治疗，压力山大

20世纪七八十年代，各种传染病"群魔乱舞"。随着医学的发展和疫苗的普及，不少传染病已销声匿迹、偃旗息鼓。

然而，乙肝——却越来越突显其影响力和危害。

"尽管乙肝的发病率在下降，但由于基数大，乙肝感染者的人群有9300万……"谈到乙肝的发病率，高志良一脸严肃。

"而且，随着时间的推移，这些慢性乙肝患者中不少因迁延不愈或反复肝损，发展为乙肝肝硬化、肝癌。"

不得不承认，"目前确实没有可以治好乙肝的特效药，"高志良指出，"要控制乙肝，最关键的是抗病毒治疗。但这是一条漫长的道路。"

医患双方都要有"信念"

乙肝病毒危害虽大,但随着人类不断地探索研究,"乙肝已成为可防、可治、可控的疾病",高志良掷地有声地说。

近十多年来,我国乙肝治疗有着喜人的进步:

乙肝疫苗的预防接种,我国乙肝感染已从高流行区降为中流行区。

尽管现有的治疗手段难以彻底治愈乙肝,但通过规范的抗病毒治疗,可将病毒持续抑制在低水平,从而遏制乙肝向肝硬化、肝癌发展,改善乙肝患者的生活质量。值得欣慰的是,接受正规抗病毒治疗的乙肝患者越来越多。

母婴传播阻断率提高。乙肝妈妈分娩的新生儿,通过尽快注射乙肝免疫球蛋白和乙肝疫苗,90%以上的母婴感染可以被阻断。更令人振奋的是,最新的研究发现,高病毒载量的母亲可于妊娠第24~28周进行抗病毒治疗,母婴传播的阻断率几乎接近百分之百。

医学发展速度如此之快,因此,"不管是医生,还是患者,都要对乙肝的治疗充满希望",高志良说。

医患双方都要做"有心人"

乙肝抗病毒治疗是一个长期的过程,强调在《慢性乙型肝炎指南》(以下简称《指南》)的指导下进行规范化治疗。

医生:努力用心,规范治疗

"知识在不断更新,《指南》也在更新。医生的诊治也得跟得上新的变化",高志良指出。

就拿核苷类药物治疗乙肝的停药标准来说。2010年的《指南》中,"大三阳"患者,经过1年治疗达到e抗原转换后,再进行巩固治疗1年,可以停药。2015年新《指南》中,停药指征有了改变,巩固治疗时间比以前更长,至少3年。

但不少基层医生,或是临床工作忙,或是继续教育机会少,无暇顾及学习新的知识,仍按老知识看病;更有甚者,以为HBV DNA转阴或是e抗原转换后,即可马上停药,导致不少患者停药后复发,病情反弹,更加严重。

而庞大的乙肝患者群体,大部分患者都在基层就诊,若接受的是不规范治疗,治疗效果就无法得到保证。

考虑到这些,自2013年2月起,在高志良教授的负责下,"到基层去"肝病规范化诊治直通车启动,2年多来,该项目覆盖广东21个地县/市、区,举办了24场学术讲座,5场患者教育和义诊,培训了3500多名基层医疗工作者,推动了广东省肝病的诊断和治疗规范化。

患者:心态乐观,定期随访

另一方面,作为乙肝患者,更要做有心人。高志良教授对此有如下建议:

一是,乐观平和的心态非常重要。

乙肝患者除了身体上的痛苦,更有心灵上的折磨。如果一味地认为患了乙肝生活无望,只会加重病情。乙肝不可怕,长期有效的抗病毒治疗可以让大多数患者的病情得到控制。要相信科学,配合医生,坚持治疗。

社会上很多人对乙肝认识有误区,从而使乙肝患者受到歧视。尽管很多场合都呼吁不要歧视乙肝患者,但这种情况在相当一段时间内仍会存在。因此,乙肝患者需要调整心态,冷静乐观地生活。

二是,依从性好,坚持定期随访。

治疗过程中,患者不要随意停药、换药,或者自行减量服药。这些做法很危险。如想换药,或有其他想法,要与医生沟通,在医生的指导下进行调整治疗。

乙肝是慢性病,需要长期随访管理。不管是乙肝病毒携带者,还是乙肝患者在治疗期间或是治疗结束,定期随访都很重要。定期检查可以确定病情是否有变化,治疗是否有效,等等。

自测题

1. 目前我国乙肝病毒感染者人数大约是（ ）。
   A 1.2亿
   B 9300万
   C 2000万

2. 乙肝主要经血、（ ）及性接触传播。
   A. 呼吸道
   B. 消化道
   C. 母婴

3. 以下哪种行为不会传染乙肝？（ ）
   A. 注射毒品
   B. 共餐
   C. 无防护性接触

4. 以下哪种情况不需抗病毒治疗？（ ）
   A. 乙肝病毒携带者
   B. 慢性乙型肝炎
   C. 乙肝肝硬化

5.《慢性乙型肝炎防治指南》（2015年版）明确将下列哪种药物作为慢性乙肝抗病毒治疗的一线药物？（ ）
   A. 恩替卡韦
   B. 替诺福韦酯
   C. 干扰素

6. "大三阳"病人应用核苷类药治疗的最短疗程是( )。

A. 1年

B. 3年

C. 4年

7. 以下哪些药物可引起药物性肝损伤? ( )

A. 利福平

B. 红霉素

C. 青黛

8. 肝炎病人较好的生活方式是( )。

A. 滴酒不沾

B. 心情舒畅

C. 合理运动

9. 乙肝疫苗接种方案是( )。

A. 0-1-6,共3针

B. 出生时接种1针即可

C. 随意

10. 乙肝孕妇在妊娠中后期检测 HBV DNA 大于 2×10^6 拷贝/毫升时,在患者知情同意的基础上,可以妊娠( )开始进行抗病毒治疗。

A. 第32周

B. 第20周

C. 第24~28周

参考答案:
1.B 2.C 3.B 4.A 5.ABC
6.C 7.ABC 8.ABC 9.A 10.C

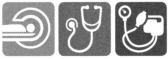

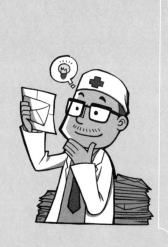

慧眼识病

基础篇

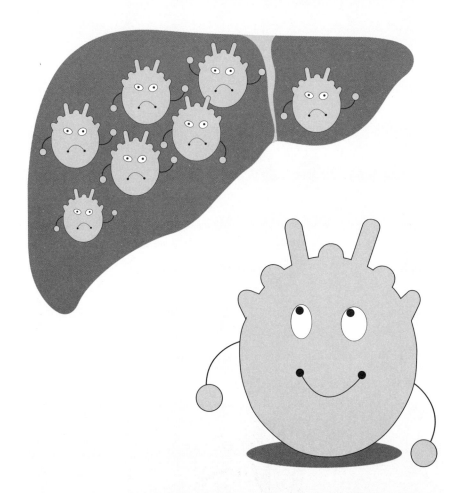

乙型病毒性肝炎（简称乙肝）：是由乙型肝炎病毒（HBV）引起的，以肝脏病变为主并可引起多种器官损害的传染性疾病。

PART 1 ▶ 治乙肝,这 10 年

2005 年,第一版《慢性乙型肝炎防治指南》发布。

2010 年,第二版《慢性乙型肝炎防治指南》发布。

2015 年,第三版《慢性乙型肝炎防治指南》发布。

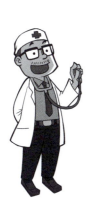

从 2005 年到 2015 年,这 10 年来,在疫苗接种、阻断母婴传播、抗病毒,以及逆转肝硬化四大领域,乙肝防治发生了天翻地覆的变化。

这10年,中国从乙肝**高流行区**降为**中流行区**

中国是感染乙肝病毒人数最多的国家,全世界3.5亿慢性乙肝病毒感染者中,超过三分之一的人在中国。

8%是一条分界线,乙肝HBsAg阳性率超过8%即为高流行区,2%~8%为中流行区,低于2%则属于低流行区。

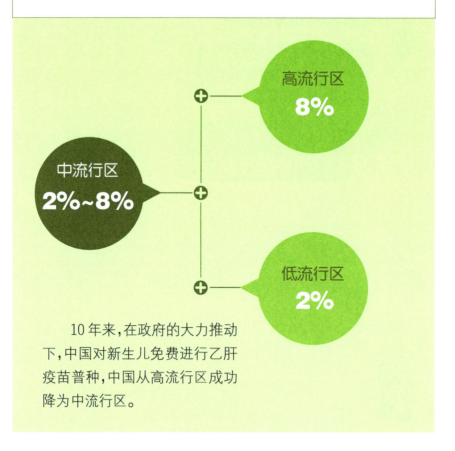

10年来,在政府的大力推动下,中国对新生儿免费进行乙肝疫苗普种,中国从高流行区成功降为中流行区。

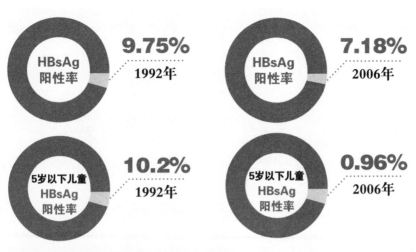

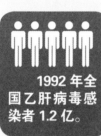

我国普通人群乙肝感染率（HBsAg阳性率）大大降低，从9.75%（1992年）降至7.18%（2006年）。按这个数据推算，全国乙肝病毒感染者从1995年的1.2亿降到9300万；乙肝患者从同期的3000万降到2000万。

低龄乙肝患儿越来越少。5岁以下儿童HBsAg阳性率由10.2%（1992年）降至0.96%（2006年）。

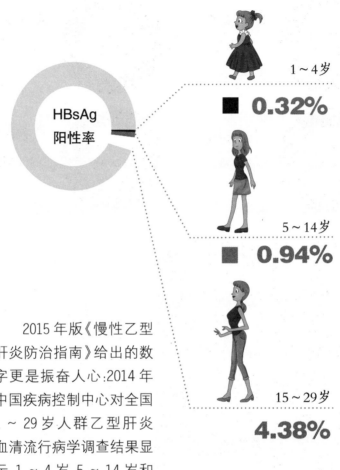

2015年版《慢性乙型肝炎防治指南》给出的数字更是振奋人心：2014年中国疾病控制中心对全国1～29岁人群乙型肝炎血清流行病学调查结果显示，1～4岁、5～14岁和15～29岁人群HBsAg检出率分别为0.32%、0.94%和4.38%。

这10年,**大多数"大三阳" 孕妇生出健康婴儿**

我国乙肝患者这么多,主要的一个感染途径就是母婴传播。

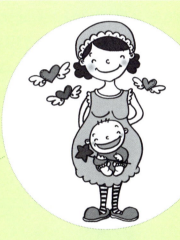

e抗原阴性的乙肝妈妈分娩的宝宝,不接受乙肝疫苗预防注射,有60%的宝宝在2年内会成为乙肝病毒感染者。e抗原阳性的妈妈分娩的宝宝,如果没有疫苗的保护,1年内95%都会成为乙肝病毒的感染者。

而只要新生儿出生后尽快注射乙肝免疫球蛋白和乙肝疫苗,前者(乙肝免疫球蛋白)将母体带来的病毒中和,后者(乙肝疫苗)迅速为婴儿建立起保护性抗体,加上病毒高载量母亲(HBV DNA $> 2 \times 10^6$ 国际单位/毫升)于妊娠24~28周开始抗病毒治疗,绝大部分母婴感染都可以被阻断。

这10年，抗病毒成为治疗主战场

在治疗领域，这10年来最大的改变，就是抗病毒治疗成为乙肝治疗的主战场。

在此之前，我国五花八门的传统治疗非常多，各种广告狂轰滥炸，乙肝患者治疗的弯路、错路多多。循证医学的各种证据表明，虽然要将乙肝病毒完全消除非常不易，但只有进行抗病毒治疗，才是解决问题的根本之道。

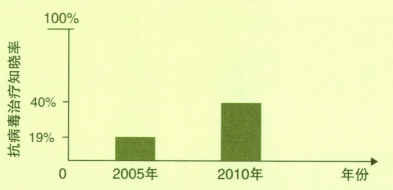

2005年，第一版《慢性乙型肝炎防治指南》发布时，我国慢性乙肝病毒感染者约有1.2亿人；其中仅19%的人知道选择抗病毒治疗。

2010年，第二版《慢性乙型肝炎防治指南》发布时，我国慢性乙肝病毒感染者约有9300万人，较之前少了2000多万人；而知道选择抗病毒治疗者，已达40%左右。

如今，在主流的大医院和感染病专科医生中，抗病毒的观念已经比较清晰。中国接受正规抗病毒治疗的患者已过百万。

这10年，**部分早期肝硬化出现逆转**

有些乙肝患者的预后往往不容乐观，他们中不少人会经历从肝炎到肝硬化，再到肝癌的发病过程。

这10年来，中国重症肝炎患者更少了；而且通过抗病毒治疗，部分早期肝硬化患者可达到逆转。

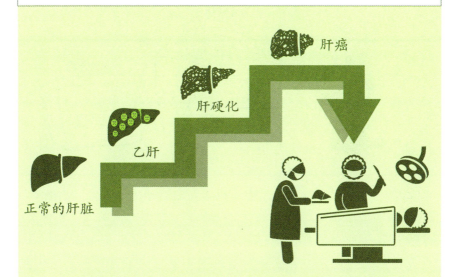

近年来，国内外的医生对乙肝肝硬化患者抗病毒治疗的研究取得了较大的进展，并积累了一定的经验。研究显示，一些准备接受肝移植的失代偿期肝硬化患者，在手术前接受抗乙肝病毒的药物治疗，结果有三分之二的患者肝功能明显好转，甚至达到了暂缓手术的效果。国内的研究也显示出类似的结果。

然而，这10年，患者仍饱受歧视！

相对于乙肝预防和治疗领域的成就，乙肝患者及病毒携带者面临的问题仍然较为尴尬。尽管政府出台各种措施，在招工、入学等方面取消了诸多限制，但他们在中国仍然受到歧视和诸多不公正的待遇。

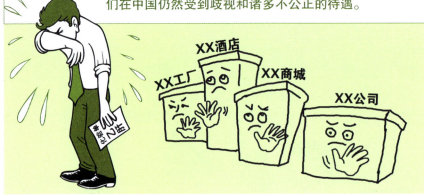

2003年4月3日，浙江大学应届毕业生周一超因被查出乙肝"小三阳"而被拒公务员的门外，激愤之下举刀刺向当地人事局工作人员，造成一死一重伤的惨剧。

2003年6月，安徽省南陵县青年张先著报名芜湖市公务员招聘考试，并在30名考生中名列第一，但却因为在体检中查出携带乙肝病毒而被取消录取资格。2003年11月10日，张先著以被告芜湖市人事局的行为剥夺其担任国家公务员的资格，侵犯其合法权利为由，向法院提起行政诉讼，成为我国"乙肝歧视"第一案。

为了反乙肝歧视，这些年来社会上涌现了像雷闯、锄草等这样的"乙肝斗士"，各地也频现反乙肝歧视的维权活动，诸如"福建乙肝歧视第一案""贵州乙肝歧视第一案""苏州开出国内首张乙肝歧视罚单"……其最终目的还是想让更多人了解乙肝、不恐惧乙肝及不歧视乙肝患者。

2009年7月20日,新发布并实施的《食品安全法实施条例》不再禁止乙肝病毒携带者从事食品行业;2010年初,由人力资源和社会保障部、卫生部新修订的《公务员录用体检通用标准(试行)》也规定,乙肝病毒携带者不再被排斥在外。

这一切,无疑是巨大的进步,具有划时代的意义。

可是,就在2015年,天津师范大学初等教育学院大一学生吴昕怡的幸福却止步于19岁。吴昕怡在学校的一次义务献血之后,于2014年12月6日被查出"大三阳",系乙肝病毒携带者;2015年3月7日,她被安排进单独的学生宿舍居住。此后,她的性格不断发生变化,她的人生也被迫改变……就在2015年4月10日那天,在单独居住的宿舍里,她用一盆炭火结束了自己的生命,那是她独居的第34天。

乙肝歧视为什么会一直存在

歧视缘于无知。因为乙肝属于传染病范畴,很多人不清楚乙肝的传播途径,认为和乙肝携带者生活、工作在一起随时可能被传染。这歧视,其实是人们对疾病的恐惧。恐惧不断被强化,学校拒收乙肝携带者,用人单位不敢聘用乙肝携带者,只是为了消除非乙肝携带者的恐惧,维护正常的教学、工作环境。

然而真相却是:2015年版《慢性乙型肝炎防治指南》指出,日常工作和生活的一般接触并不会传染乙肝;乙肝病毒主要是通过血液、母婴和性接触传播,绝非通过消化道或呼吸道等其他无血液暴露的方式传播。

乙肝病毒不可怕,可怕的是冷漠无知。观念的转变仍需要时间,也许10年之后,很多人就能像刘德华接受记者采访时一样坦然说出:"我是乙肝病毒携带者。"

肝炎防治**大事记**

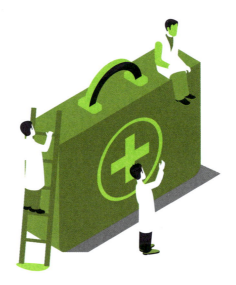

时间	事件
1965年	发现了澳大利亚抗原,后改称乙肝病毒表面抗原,就是我们俗称的"澳抗"
1970年	电子显微镜下发现血样中的乙肝病毒颗粒
1974年	乙肝病毒分子结构明确
1975年	乙肝病毒免疫球蛋白研制成功,用于乙肝病毒被动免疫
1976年	α-干扰素首次用于治疗慢性乙肝

时间	事件
1981年	血清乙肝病毒亚单位制成的疫苗研制成功,并被广泛使用
1986年	从酵母菌中制备出乙肝病毒亚单位疫苗,并通过使用
1989年	丙型肝炎病毒被命名
1999年	首个用于抗乙肝的核苷类药——拉米夫定上市
2003年	长效干扰素——聚乙二醇化干扰素 α-2a 在我国上市
2005年	阿德福韦酯在我国上市
2006年	恩替卡韦在我国上市,用于治疗慢性乙肝 刘德华担任乙肝防治宣传大使,主动公布自己是乙肝病毒携带者,"我从没觉得自己是个异类,见不得人"
2007年	《就业促进法》第一次明确规定用人单位招用人员,不得拒录乙肝病毒携带者
2009年	新发布并实施的《食品安全法实施条例》不再禁止乙肝病毒携带者从事食品行业,"乙肝斗士"雷闯拿到了全国第一张乙肝病毒携带者从事食品行业的健康证
2010年	中华人民共和国人力资源和社会保障部、教育部、卫生部联合发布《关于进一步规范入学和就业体检项目维护乙肝表面抗原携带者入学和就业权利的通知》,提出入学、入职体检均不得再进行乙肝项目检测,并禁止各级医疗机构在入学、就业常规体检中提供乙肝检查项目

PART 2 漫话乙肝

小小的乙肝病毒，感染了全世界约20亿人

乙型病毒性肝炎是由乙型肝炎病毒（HBV）引起的、以肝脏病变为主并可引起多种器官损害的传染性疾病。乙肝在已知的各型病毒性肝炎中危害最严重。

HBV感染呈世界性流行，据世界卫生组织报道，全球约20亿人曾感染HBV，其中3.5亿人为慢性HBV感染者。每年约有100万人死于HBV感染所致的肝衰竭、肝硬化和肝癌。

乙肝在中国是十大传染病之首。我国有慢性HBV感染者约9300万人，其中慢性乙型肝炎患者约2000万人。

可是，你知道引起乙肝的乙肝病毒有多大吗？把它所有的外壳算在内，它的直径也只有42纳米！

相信大家对于纳米的概念已经不再陌生,1纳米=0.000001毫米,因此只能在电子显微镜下看到。可就是这么小的"一点点",却成了影响整个世界的罪魁祸首。

HBV属嗜肝DNA病毒科。病毒颗粒由外膜和内核两部分组成,完整的乙肝病毒颗粒是直径42纳米的球形,病毒的外膜厚7纳米,由蛋白质和膜脂质组成,称作乙肝病毒表面抗原(HBsAg)。病毒的中心部分直径约28纳米,为病毒的核心,其中包括核心抗原(HBcAg)和e抗原(HBeAg),内核中心含有病毒基因(DNA)和DNA聚合酶。

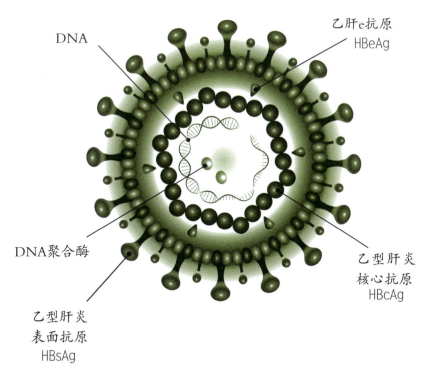

乙型肝炎病毒示意

乙肝病毒的三抗原与三抗体

乙肝病毒的三种抗原成分是：表面抗原（HBsAg）、e抗原（HBeAg）和核心抗原（HBcAg）。它们的存在表明了乙肝病毒活动的状态，所以常被用来检测乙肝病毒的感染情况。

HBsAg：就像是乙肝病毒豢养的"打手"，乙肝病毒不断繁殖，它也变得肆无忌惮地乱窜，不仅仅满足于做乙肝病毒的保护层，而是跑到血液中，四处扩张自己的"领土"。因此，当我们从血液中检测到乙肝表面抗原水平很高，就表明乙肝病毒此时的复制能力很强，正在无情地吞噬我们的健康。

HBeAg：较HBsAg的出现稍晚一些，虽然它的行径没有HBsAg那般恶劣，但是它却始终和乙肝病毒保持"良好的关系"，它常常拉拢乙肝病毒的遗传物质——HBV DNA。两者关系甚好，形影不离。

因此，我们在检测到HBeAg阳性的情况下，九成以上的个体能够检测到HBV DNA的存在，而HBV DNA又是乙肝病毒复制的强大支持者。可见这两种物质对于我们检测乙肝病毒复制情况是多么重要。

HBcAg：它没有以上两种抗原那么"外向"，总是躲在乙肝病毒的内部，不敢出来"闯江湖"，因此我们在血清中是找不到它的。

乙肝抗原的产生是为了好好保护乙肝的病毒粒子，使它不受到人体免疫系统的攻击。好在我们多数成年人的免疫系统有奇法对抗乙肝抗原。针对乙肝病毒的三种抗原，人体可产生了三种能够与之相结合的抗体，也就是乙肝表面抗体（HBsAb）、e抗体（HBeAb）和核心抗体（HBcAb）。这三位"将军"的"法力"也有强有弱。

HBsAb："大将军"非它莫属，它能够结合表面抗原，死死抓住对方不放，同时向"大本营"发出信号，搬来干扰素、免疫细胞等"救兵"，一举拿下乙肝病毒，因此在"乙肝两对半"的检测中，表面抗体的出现是机体抗击乙肝的最有力武器。

HBeAb："二将军"的能力就逊色多了，虽然它的出现表明机体的免疫系统在抗击乙肝过程中取得了一点效果，但是并不能表示病毒复制已经停止或者患者已经不具有传染性了，其中有相当一部分患者因为基因变异等原因还在受病毒的折磨。

HBcAb："小将军"虽然初生牛犊不怕虎，但是在作战经验上还十分欠缺，所以它抗击乙肝的能力是比较弱的。但是它有一个绝技就是，它对自己的敌人HBcAg很了解，能够及时跟踪它，并且把敌人有没有撤退的信息带到血液中，反映给医生，这就是为什么在"乙肝两对半"的检测中没有HBcAg，却用HBcAb来反映它的原因。

乙肝病毒感染分四期

乙肝病毒进入人体后会经历怎样的一个过程呢?
婴幼儿感染乙肝病毒后,一般要经历四个阶段。

免疫耐受期

免疫耐受期,人体和乙肝病毒和平共处。

这时人体的免疫细胞警觉性低,"敌人"——也就是乙肝病毒到了眼前还不认得,更谈不上拿起武器去消灭它们。而乙肝病毒也乐得逍遥自在,独来独往,悠闲地生活在肝细胞里,吃吃喝喝,生儿育女,倒还没来得及伤害肝脏。

所以,此时尽管患者体内有病毒,但患者的肝功能是正常的。我们称这些人为无症状携带者,他们表面上像正常人,如果不是科学技术先进发达,我们到现在还不能将他们和正常人区分开。

一般说来,婴儿时期感染病毒后,免疫耐受期可持续相当长的一段时间。

此期特点:血清 HBsAg 和 HBeAg 阳性(即"大三阳"状态),HBV DNA 载量高,但血清谷丙转氨酶(ALT)水平正常,肝组织学无明显异常,或轻度炎症坏死,无或仅有缓慢肝纤维化的进展。

免疫清除期

免疫清除期期,人体与病毒"大战"开始。

如果说,在免疫耐受期人体忍气吞声,让病毒在人体内生长,互不侵犯,这倒也罢了。然而,随着时间的增长,病毒贪婪成性,得寸进尺。

随着免疫功能的完善,人体免疫细胞逐渐认识到了乙肝病毒的狼子野心,于是,对病毒的反击力度不断提高。免疫细胞全体动员,全民皆兵,与病毒的抗战烽火燃遍全身,这就进入了免疫清除阶段。

在免疫细胞和病毒厮杀的过程中,一些肝细胞会受到伤害,细胞里的转氨酶随之释放入血液。此时肝功能出现异常,患者有轻重不等的肝炎症状。医生将患者的转氨酶升高判定为免疫清除的开始,意味人体与病毒的战幕已经拉开。

此期特点:依然保持"大三阳"状态,但血清 HBV DNA 水平低于免疫耐受期,肝功能出现异常,血清 ALT 持续或间歇升高,肝组织学出现中度或严重炎症坏死、肝纤维化可快速进展,部分患者可发展为肝硬化和肝衰竭。

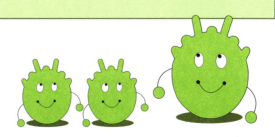

非活动或低（非）复制期

又称病毒抑制期，"大战"暂时结束。

在免疫清除期，人体与病毒经过一番鏖战，鹿死谁手渐见分晓。此时可出现两种结果：第一种是人体战胜了凶恶的病毒，病毒被压在"镇妖石"下，难以翻身。这时患者病情稳定或痊愈，医患皆大欢喜，即非活动或低(非)复制期。

当然还有第二种结果，人体失利，病毒得逞，肝细胞受到严重破坏，肝功能逐渐衰竭，走向肝病终末期。这个结果医患都不愿看到，然而却是客观存在的。

此期特点：表现为 HBeAg 阴性、HBeAb 阳性（即"小三阳"状态），HBV DNA 持续低于最低检测限，ALT 水平正常，肝组织学无炎症或仅有轻度炎症；大部分此期患者继续发展为肝硬化和肝细胞癌的风险大大减少。

再活动期

再活动期，病毒东山再起。

我们可以把病毒抑制期想象成乙肝病毒的"冬眠期"。因为此时的病毒并没有被清除，而是受到免疫功能抑制暂时缩了头，不敢轻举妄动。但它们并不甘心失败，只要遇到时机，就会东山再起，再度发起战争，进入再活动期。

此期特点：5% ~ 15% 的非活动期的患者可能出现 1 次或数次的肝炎发作，多数表现为 HBeAg 阴性、HBeAb 阳性，HBV DNA 活动性复制、ALT 持续或反复异常；这些患者发展为肝硬化和肝细胞癌的风险较大。

提示

青少年和成年时期感染 HBV，多无免疫耐受期，而直接进入免疫清除期，90%~95% 的感染者可自发清除 HBV。也有 5%~10% 的成人由于免疫功能较差，不能清除，发展为慢性乙肝病毒感染者。

免疫耐受期和非活动或低(非)复制期患者通常不需要治疗，但需要在专科进行监测随访。免疫清除期和再活动期患者则需进行专科评估并考虑抗病毒治疗。

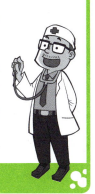

不治疗，但要检测	治疗	不治疗，但要检测	治疗
免疫耐受期	免疫清除期	非活动或低复制期	再活动期
慢性HBV携带者	HBeAg阳性慢乙肝	非活动性HBeAg携带者	HBeAg阴性慢乙肝
HBsAgI(+)	HBsAgI(+)	HBsAgI(+)	HBsAgI(+)
HBeAgI(+)	HBeAgI(+)	HBeAgI(−)	HBeAgI(−)
HBeAb(−)	HBeAb(−)	HBeAb(+)	HBeAb(+)
HBV DNA(+++)	HBV DNA(+)	HBV DNA(+)	HBV DNA(+)
ALT(−)	ALT(+++)	ALT(−)	ALT(++)

握手、拥抱、共餐、同住不会传染乙肝！

由于乙肝在我国流行广泛以及危害严重，大家都很害怕乙肝。许多人不敢和乙肝病毒感染者交往，生怕被传染了乙肝，因而造成社会上对乙肝病毒感染者的歧视。

> 《慢性乙型肝炎防治指南》（以下简称《指南》）指出：乙肝主要经血（如不安全注射等）、母婴及性接触传播。

由于对献血者实施了严格的 HBsAg 和 HBV DNA 筛查，经输血或血液制品引起的 HBV 感染已较少发生；经破损的皮肤或黏膜传播，主要是由于使用未经严格消毒的医疗器械、侵入性诊疗操作、不安全注射特别是注射毒品等；其他如修足、文身、扎耳环孔、医务人员工作中的意外暴露、共用剃须刀和牙刷等也可传播。

母婴传播主要发生在围产期，大多在分娩时接触 HBV 阳性母亲的血液和体液而感染。随着乙肝疫苗联合乙肝免疫球蛋白的应用，母婴传播已明显减少。

与 HBV 阳性者发生无防护的性接触，特别是有多个性伴侣者，其感染 HBV 的危险性增高。

同时，《指南》指出：乙肝不经呼吸道和消化道传播。日常学习、工作或生活接触，如同一办公室工作（包括共用计算机等办公用品）、握手、拥抱、同住一宿舍、同一餐厅用餐和共用厕所等无血液暴露的接触，不会传染 HBV。

关于蚊虫叮咬传播乙肝的说法，目前尚无科学根据。

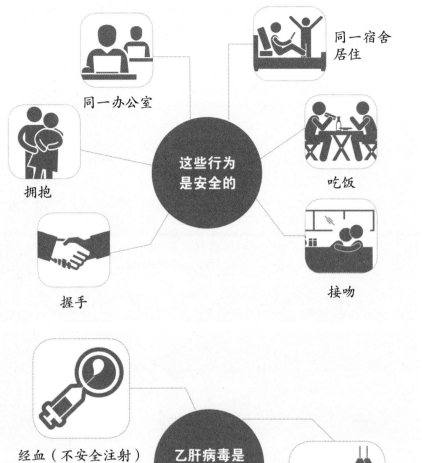

如果还心存惧怕,那么,可以告诉您:

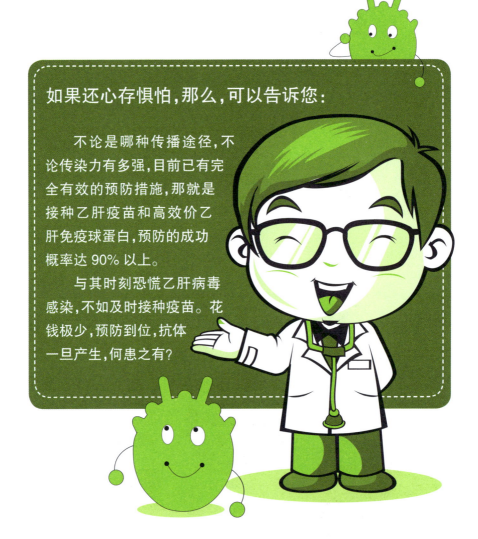

不论是哪种传播途径,不论传染力有多强,目前已有完全有效的预防措施,那就是接种乙肝疫苗和高效价乙肝免疫球蛋白,预防的成功概率达 90% 以上。

与其时刻恐慌乙肝病毒感染,不如及时接种疫苗。花钱极少,预防到位,抗体一旦产生,何患之有?

乙肝病情，及早发现

自觉症状有哪些

在生活中，如突然觉得全身乏力、食欲下降、腹胀、恶心、厌油、右腹部疼痛，甚者可伴尿色加深，皮肤、巩膜黄染，这时就要怀疑是否为肝炎发病。

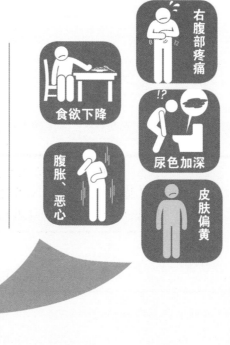

抽血检查最简单

确诊是否患有乙肝，最简单的办法就是去医院抽血检查。

常用的乙肝病毒标志物检查的主要项目包括："乙肝两对半"和 HBV DNA 检查。

抗原、抗体的检测，也就是人们熟悉的"乙肝两对半"检测，包括 HBsAg（表面抗原）、HBsAb（表面抗体）、HBeAg（e 抗原）、HBeAb（e 抗体）和 HBcAb（核心抗体）共 5 个病毒标记物。

血清中乙肝病毒核酸的含量检测即 HBV DNA 定量检测。

省医院检验报告单

姓名：***	性别：男	年龄：40Y		标本种类：血清	标本号：
NO.	代号	项目	结果		参考值
1	HBsAg	乙肝表面抗原	阴性(-)		阴性(-)
2	HBsAb	乙肝表面抗体	阴性(-)		阴性或阳性
3	HBeAg	乙肝e抗原	阴性(-)		阴性(-)
4	HBeAb	乙肝e抗体	阴性(-)		阴性(-)
5	HBcAb	乙肝核心抗体	阴性(-)		阴性(-)

备注：

送检日期：2016-03-1 10:00　报告日期：2016-03-1 16:00　检验者：***　审核者：***

说明：本检测结果只对该标本负责！

> 表明过去和现在都未感染过HBV，但也无抵抗力，应接种乙肝疫苗，使体内产生有抵抗力的抗体（HBsAb），避免感染乙肝病毒。

省医院检验报告单

姓名：***	性别：男	年龄：40Y		标本种类：血清	标本号：
NO.	代号	项目	结果		参考值
1	HBsAg	乙肝表面抗原	阴性(-)		阴性(-)
2	HBsAb	乙肝表面抗体	**阳性(+)**		阴性或阳性
3	HBeAg	乙肝e抗原	阴性(-)		阴性(-)
4	HBeAb	乙肝e抗体	阴性(-)		阴性(-)
5	HBcAb	乙肝核心抗体	阴性(-)		阴性(-)

备注：

送检日期：2016-03-1 10:00　报告日期：2016-03-1 16:00　检验者：***　审核者：***

说明：本检测结果只对该标本负责！

> 多数是注射过乙肝疫苗产生免疫力的表现；或是既往感染过HBV，但病毒已经被清除，并对HBV感染已经有了抵抗力，不会再感染HBV。

省医院检验报告单

姓名：***	性别：男	年龄：40Y	标本种类：血清		标本号：

NO.	代号	项目	结果	参考值
1	HBsAg	乙肝表面抗原	**阳性（+）**	阴性 (-)
2	HBsAb	乙肝表面抗体	阴性 (-)	阴性或阳性
3	HBeAg	乙肝 e 抗原	**阳性（+）**	阴性 (-)
4	HBeAb	乙肝 e 抗体	阴性 (-)	阴性 (-)
5	HBcAb	乙肝核心抗体	**阳性（+）**	阴性 (-)

备注：

送检日期：2016-03-1 10:00　报告日期：2016-03-1 16:00　检验者：***　审核者：***

说明：本检测结果只对该标本负责！

> 俗称乙肝"大三阳"，是乙肝病毒现正感染的表现，且病毒复制可能比较活跃（具体判断需依靠 HBV DNA 定量检测），传染性比较强。

省医院检验报告单

姓名：***	性别：男	年龄：40Y	标本种类：血清		标本号：

NO.	代号	项目	结果	参考值
1	HBsAg	乙肝表面抗原	**阳性（+）**	阴性 (-)
2	HBsAb	乙肝表面抗体	阴性 (-)	阴性或阳性
3	HBeAg	乙肝 e 抗原	阴性 (-)	阴性 (-)
4	HBeAb	乙肝 e 抗体	**阳性（+）**	阴性 (-)
5	HBcAb	乙肝核心抗体	**阳性（+）**	阴性 (-)

备注：

送检日期：2016-03-1 10:00　报告日期：2016-03-1 16:00　检验者：***　审核者：***

说明：本检测结果只对该标本负责！

> 俗称乙肝"小三阳"，是急性 HBV 感染趋向恢复或是慢性 HBV 的现正感染者，但病毒复制可能比较低（具体判断同样需依靠 HBV DNA 定量检测），传染性比较低。

省医院检验报告单

| 姓名：*** | 性别：男 | 年龄：40Y | | 标本种类：血清 | 标本号： |

NO.	代号	项目	结果	参考值
1	HBsAg	乙肝表面抗原	阳性（+）	阴性（-）
2	HBsAb	乙肝表面抗体	阴性（-）	阴性或阳性
3	HBeAg	乙肝e抗原	阴性（-）	阴性（-）
4	HBeAb	乙肝e抗体	阴性（-）	阴性（-）
5	HBcAb	乙肝核心抗体	阳性（+）	阴性（-）

备注：

送检日期：2016-03-1 10:00　报告日期：2016-03-1 16:00　检验者：***　审核者：***
说明：本检测结果只对该标本负责！

常为急性HBV感染恢复期的e抗原血清转换窗口期，或是慢性HBV感染者。此期病毒复制力较低，传染性也比较低。

省医院检验报告单

| 姓名：*** | 性别：男 | 年龄：40Y | | 标本种类：血清 | 标本号： |

NO.	代号	项目	结果	参考值
1	HBsAg	乙肝表面抗原	阴性（-）	阴性（-）
2	HBsAb	乙肝表面抗体	阳性（+）	阴性或阳性
3	HBeAg	乙肝e抗原	阴性（-）	阴性（-）
4	HBeAb	乙肝e抗体	阴性（-）	阴性（-）
5	HBcAb	乙肝核心抗体	阳性（+）	阴性（-）

备注：

送检日期：2016-03-1 10:00　报告日期：2016-03-1 16:00　检验者：***　审核者：***
说明：本检测结果只对该标本负责！

说明既往感染过乙肝病毒，但现在病毒已被清除，一般认为不是乙肝病毒的现正感染状态，而且对HBV的再感染有抵抗力。

省医院检验报告单

| 姓名:★★★ | 性别:男 | 年龄:40Y | 标本种类:血清 | 标本号: |

NO.	代号	项目	结果	参考值
1	HBsAg	乙肝表面抗原	阴性（-）	阴性（-）
2	HBsAb	乙肝表面抗体	阴性（-）	阴性或阳性
3	HBeAg	乙肝e抗原	阴性（-）	阴性（-）
4	HBeAb	乙肝e抗体	阴性（-）	阴性（-）
5	HBcAb	乙肝核心抗体	**阳性（+）**	阴性（-）

备注：

送检日期：2016-03-1 10:00　报告日期：2016-03-1 16:00　检验者：***　审核者：***
说明：本检测结果只对该标本负责！

> 有较大的不确定性。既可能是乙肝病毒现正感染的表现，也可能是感染乙肝病毒后处于恢复期的状态。对这样的情况，虽然不能确定是否为 HBV 的现正感染，但需要3～6个月复查1次"乙肝两对半"，及时了解血清标志转换的情况，也可尝试进行乙肝疫苗的预防接种。

HBV DNA：传染性大小的金指标

虽然"乙肝两对半"的检测可以初步判断 HBV 感染的状态，但是不能直接、准确反映体内 HBV 复制的情况，这样 HBV DNA 定量检测就成为一个最好的补充。

省医院检验报告单

| 姓名:★★★ | 性别:男 | 年龄:40Y | 标本种类:血清 | 标本号: |

	项目名称	结果	单位	参考值
乙型肝炎病毒（HBV）核酸扩增（PCR）荧光定量				
1	HBV DNA 定量	6.34E+03	IU/ml	0~500　↑

备注：

送检日期：2016-03-1 10:00　报告日期：2016-03-1 16:00　检验者：***　审核者：***
说明：本检测结果只对该标本负责！

HBV DNA 定量检测的意义：

1. 判断体内病毒复制的活跃程度，了解患者传染性的高低。目前，多数医院 HBV DNA 定量检测的正常值是小于 10^3 拷贝/毫升，低于上述数值，表明体内 HBV 的复制水平很低，携带者的传染性很小。定量水平越高，病毒的复制程度就越高，传染性也越大。

2. 作为是否需要抗病毒治疗的重要指标。

3. 估计疾病的预后。

4. 对于正在抗病毒治疗的患者，HBV DNA 检测还可判断抗病毒治疗的效果以及监测是否发生耐药。

提示

虽然我们从上文可以看出，乙肝的病毒标志物检查对了解患者体内 HBV 的复制状态，以及传染性大小等方面有重要的意义，同时也可以为正确的治疗提供必要的帮助。但需要特别指出：HBV 的复制状态并不与肝功能受损的程度完全一致，也就是说，乙肝"大三阳"的病情不一定比乙肝"小三阳"严重，如需评判肝功能受损的程度，应进行一系列的相关检查。

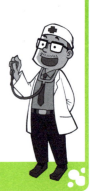

乙肝病毒感染，你是**携带者**还是**患者**

慢性 HBV 感染

慢性乙肝病毒（HBV）感染是指感染了乙肝病毒后，机体免疫系统不能将其清除，体内长期带有病毒的状况。因此，只要 HBsAg 和（或）HBV DNA 阳性 6 个月以上，就属于慢性 HBV 感染。

年龄是乙肝病毒感染慢性化的主要因素。

研究发现，胎儿在宫内感染上 HBV，出生后几乎 100％发展为慢性乙肝病毒感染。

新生儿期感染 HBV，则有 90% 转为慢性 HBV 感染。

婴幼儿时期感染 HBV 则有 25％～ 30％的将发展为慢性 HBV 感染。

而 5 岁以后感染 HBV，仅有 5%～ 10% 的发展为慢性感染。

慢性 HBV 感染包括慢性乙型肝炎、乙型肝炎肝硬化、携带者和隐匿性慢性乙型肝炎。

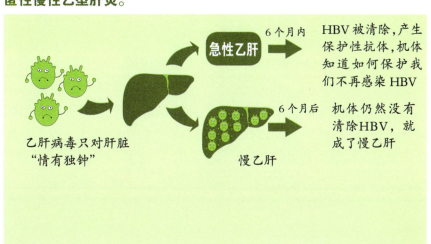

慢性乙型肝炎：需要抗病毒治疗

慢性乙型肝炎：可分为 e 抗原（HBeAg）阳性慢性乙肝和 e 抗原（HBeAg）阴性慢性乙肝。

HBeAg 阳性慢性乙型肝炎：即我们前面提到的乙肝病毒免疫清除期。"乙肝两对半"表现为"大三阳"，血清 HBsAg 阳性、HBeAg 阳性、HBV DNA 阳性，ALT 持续或反复升高，或肝组织学检查有肝炎病变。

HBeAg 阴性慢性乙型肝炎：即我们前面提到的乙肝病毒再活动期。血清 HBsAg 阳性，HBeAg 阴性，HBV DNA 阳性，ALT 持续或反复异常，或肝组织学检查有肝炎病变。

携带者：需要定期检查，不需治疗

携带者分为慢性乙肝病毒携带者和非活动性乙肝病毒表面抗原携带者。

慢性 HBV 携带者：也就是我们常说的"大三阳"病毒携带者。多为年龄较轻的处于免疫耐受期的 HBsAg、HBeAg 和 HBV DNA 阳性者，1 年内连续随访 3 次，每次至少间隔 3 个月，均显示血清 ALT 和 AST 在正常范围，HBV DNA 通常处于高水平，肝组织学检查无病变或病变轻微。

非活动性 HBsAg 携带者：也就是我们常说的"小三阳"病毒携带者。血清 HBsAg 阳性，HBeAg 阴性，HBV DNA 低于检测下限，1 年内连续随访 3 次以上，每次至少间隔 3 个月，ALT 均在正常范围。肝组织学检查显示：组织学活动指数（HAI）评分＜4，或根据其他的半定量计分系统判定病变轻微。

隐匿性慢性乙型肝炎：需要治疗

血清 HBsAg 阴性，但血清和(或)肝组织中 HBV DNA 阳性，并有慢性乙型肝炎的临床表现。除 HBV DNA 阳性外，患者可有血清 HBsAb、HBeAb 和(或)HBcAb 阳性，但约 20% 隐匿性慢性乙型肝炎患者的血清学标志物均为阴性。诊断主要通过 HBV DNA 检测，尤其对 HBcAb 持续阳性者。

乙型肝炎肝硬化：长期抗病毒治疗

诊断为乙肝肝硬化必备条件：
1. 组织学或临床提示存在肝硬化的证据。
2. 病因学明确的 HBV 感染证据。

临床上常根据有无主要并发症，将肝硬化分为代偿期及失代偿期。

提示

五期分类法评估肝硬化并发症情况。
1 期：无静脉曲张，无腹水。
2 期：有静脉曲张，无出血及腹水。
3 期：有腹水，无出血，伴或不伴静脉曲张。
4 期：有出血，伴或不伴腹水。
5 期：脓毒血症。
其中，1、2 期为代偿性肝硬化，3～5 期为失代偿性肝硬化。

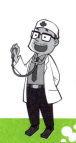

乙肝离肝癌有多远

我们经常会在报纸或电视上看到这样的报道:"全球每年新增肝癌53万例,82%的与病毒相关,其中31.6万例与乙肝病毒相关,11.8万例与丙肝病毒相关","我国每年乙肝相关死亡者约30万人,50%以上的是肝癌引起的","15%～25%的乙肝病毒感染者将死于肝癌"。肝癌,这个可怕的名字对于大众来说已是如雷贯耳了,特别是对于那些乙肝患者、携带者,他们会在担惊受怕中度日。

慢性乙肝确实可能诱发肝癌

乙肝真的会导致肝癌吗？答案是:会。

乙肝就是一场发生在肝脏上的战争,乙肝病毒和人体免疫细胞的战斗太过激烈,难免会破坏"战场",使肝脏受到损伤,细胞坏死。

慢性乙肝就是这样一场你争我夺的拉锯战。长期"战乱"使得肝脏组织反反复复地发生炎症坏死,肝脏在自我修复的过程中不断纤维化,最后逐渐形成肝硬化。

肝硬化是肝癌的高危因素,80%~90%的肝癌患者都有乙肝以及肝硬化的背景。

此外,肝细胞加快再生的过程中发生基因突变,也可能诱发肝癌。

慢性乙型肝炎逐步发展成肝硬化,到最后发生癌变,就成了最常见的乙肝"三部曲"发病模式。

最后罹患肝癌的，其实只占少数

看到这，许多乙肝患者可能就慌了，难道这是无法逃脱的命运吗？

大家先不要太过紧张。尽管乙肝病毒感染者人群基数比较大，肝癌的发生也的确和乙肝有关，但真正最后患肝癌的其实只是少数人。

乙肝病毒携带者的肝脏大多数没有明显炎症，肝硬化改变也不多见。我国的乙肝病毒携带者以 35 岁以下者为多，正是 HBV 感染的免疫耐受期，虽然体内 HBV 载量较高，但也很少发生肝癌。

而慢性乙肝患者中，绝大多数患者都可以长期稳定在"肝炎"这一阶段，只有一小部分会发展为肝硬化。最后，只有 10% 左右的肝硬化患者会发展成肝癌。

> **慢性乙肝患者发生肝硬化危险因素：**
>
> ①宿主（年龄大、男性、发生 HBeAg 血清学转换时年龄 >40 岁、ALT 持续升高）；②病毒（HBV DNA>2000 国际单位/毫升）；③ HBeAg 持续阳性；④ C 基因型；⑤合并 HCV（丙肝）、HDV（丁肝）或 HIV（艾滋）感染；⑥环境（酒精和肥胖）。

> **慢性乙肝患者发生肝癌的危险因素：**
>
> 与上述肝硬化的危险因素相同。此外，罹患肝硬化、糖尿病、直系亲属有肝细胞癌病史、血清 HBsAg 高水平，以及经常食用含黄曲霉毒素的食物均与肝癌发生相关。

阻止乙肝癌变，怎么做

不是所有感染了乙肝病毒的人最终都会发展为肝硬化和肝癌,只有乙肝反复发作、免疫力下降、基因突变的情况,才易发展成肝硬化和肝癌。

要阻止乙肝发展成肝硬化和肝癌,关键是要及时控制乙肝。那么如何才能避免肝癌的发生呢?

1 **重视疫苗接种,避免乙肝病毒的感染。**
这一点我们国家已经做了大量的基础工作,如普及新生儿的乙肝疫苗免费接种,使绝大多数儿童不再感染乙肝病毒。

2 **合理治疗,避免慢性乙肝的反复发作。**
乙肝病毒并不可怕,HBsAg阳性的患者只有少数发生原发性肝癌。
可怕的是乙肝病毒的持续感染复制、慢性肝炎反复发作,促使肝纤维化不可避免地导致肝硬化,肝细胞加快再生的过程中,由于基因突变而产生肝癌的可能性大大增加。因此,恰当的治疗和控制非常重要。

3 **改变不良生活方式,少熬夜饮酒。**
积劳成疾:疲劳是百病之源,尤其是熬夜,对肝脏有巨大的损害作用。
过度饮酒:酒是穿肠毒药,形象地说,喝醉一次酒就是"患一次肝炎",长此以往,肝脏能受得了么?
心情不佳:怒伤肝,不良情绪也会对肝脏造成极大的损害。

4 **高危人群应每半年查一次甲胎蛋白和肝脏B超。**

关于乙肝的四大误区

误区一　乙肝就是肝炎

"在体检中,我被查出了乙肝'大三阳',从此我就被所有人当成了肝炎患者,一个手不能提、肩不能抗的废人。然而,我只是携带者而已啊。"

正解:感染乙肝病毒后,并不一定就是肝炎患者。

在乙肝病毒感染者当中,有很大一部分人属于乙肝病毒携带者。他们体内含有病毒,但他们自己却不是肝炎患者,他们可以和正常人一样工作、学习、结婚、生子。

误区二　患了乙肝,一定会发展成肝硬化、肝癌

"在确诊慢性乙型肝炎的那一刹那,我对我今后的日子彻底绝望了。肝炎、肝硬化、肝癌、死亡,生命似乎被定格,我剩下的路就是接受疾病的折磨。"

正解:通常认为,肝炎、肝硬化、肝癌是慢性乙肝发展的"三部曲"。但这仅是针对完全不接受治疗的自然病程而言。

不经治疗的患者,炎症病变会长期存在,并且反复活动,约有1/3的人会发展成肝硬化。这与患者病变活动的程度、性别、年龄和酗酒等有关。

如果进行了正规的抗病毒治疗,只有少部分人会发展到肝硬化。因此进行正规治疗的患者大可不必杞人忧天。

误区三　"小三阳"没"大三阳"严重

"小三阳"并不可怕,只要控制好,就不会变为"大三阳"。

正解:"大三阳"和"小三阳"只是反映了人体感染或携带乙肝病毒的状况,不能说明肝细胞及肝功能损害的程度。

而肝功能损害程度与病毒复制的状况并无直接关系。"大三阳"虽存在病毒复制,但只要肝功能没受到损害或损害程度轻,病情就不比"小三阳"严重。

误区四 "大三阳"传染性大,"小三阳"传染性小

"他是乙肝'大三阳',容易传染人。"长期以来,这成了很多人具有的"常识"。

正解: 这个"常识"是片面的。乙肝患者究竟有没有传染性,根据乙肝病毒的情况而定。

无论是"大三阳"还是"小三阳",只要检测出乙肝病毒,即说明其有传染性。

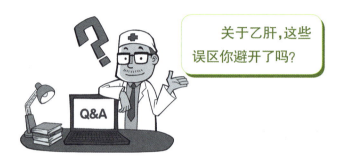

本章小结

1. 我国有慢性乙肝病毒感染者约 9300 万人,其中慢性乙肝患者约 2000 万。

2. 乙肝主要经血(如不安全注射等)、母婴及性接触传播。

3. 乙肝不经呼吸道和消化道传播。

4. 与其时刻恐慌乙肝病毒感染,不如及时接种疫苗。

5. 慢性乙肝病毒感染主要包括携带者、慢性乙型肝炎患者、乙肝肝硬化和隐匿性乙型肝炎。

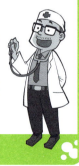

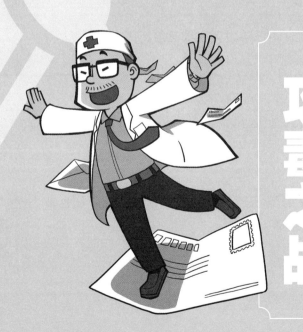

攻毒之战 治疗篇

PART 1 乙肝治疗全景图

《慢性乙型肝炎防治指南》中治疗的目标是：最大限度地长期抑制HBV复制，减轻肝细胞炎性坏死及肝纤维化，延缓和减少肝功能衰竭、肝硬化失代偿、肝癌及其他并发症的发生，从而改善生活质量和延长生存时间。

乙肝患者在不同阶段存在着各种误区：
病毒携带者不知道该怎么办。
初治患者有的只想保肝，不抗病毒治疗；有的想尽快治好，尽快停药。
复发患者想换药或者干脆放弃再治疗。
肝硬化患者看重"保肝"，不重视抗病毒治疗。
……
需要警惕的是，这些不同阶段的误区恰恰可能也是疾病进展的"阶梯"。

2011年,由中国肝炎防治基金会主导,国内知名专家参与审阅的"乙肝治疗全景图"在全国推出。

"乙肝治疗全景图"用"春""夏""秋""冬"形象地表现出乙肝发展的四个阶段：初治（春）、复发再治（夏）、肝硬化（秋）和肝癌（冬）。

各治疗阶段的相关性

如果不抗病毒治疗,慢乙肝患者中约有三分之一会发展为肝硬化,也有少部分会直接发展为肝癌。

短期抗病毒（≤1年）治疗,停药后约有三分之二的患者会出现复发,乙肝复发会对肝脏产生严重的损伤,加速肝硬化、肝癌的发生。

而乙肝肝硬化不坚持抗病毒治疗,每年3%~6%的肝硬化患者会发展为肝癌。

如果长期坚持抗病毒治疗,部分早期肝硬化患者可以实现完全逆转,摘掉"肝硬化"的帽子。

"乙肝治疗全景图"针对每个阶段给出了关键信息和具体的优化治疗建议

乙肝**初治时**

在我国,相当一部分慢性乙肝是通过母婴传播的。孩子在出生后,身体免疫系统误以为乙肝病毒是"自己人",没有排斥它,处于免疫耐受状态。此时的这部分人不能称之为乙肝患者,只能称乙肝病毒携带者(因其并无肝炎发作,肝功能也是正常的)。

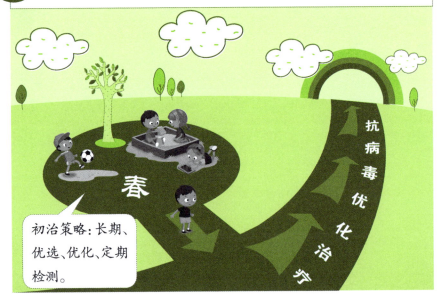

初治策略:长期、优选、优化、定期检测。

处于免疫耐受时，抗病毒治疗的效果不好。

乙肝病毒感染到一定程度，尤其是携带者成年以后，身体开始发现乙肝病毒不是什么好东西，就主动清除它，进入免疫清除期。但在清除病毒的过程中，肝细胞也难免会受到损害，发生肝炎（转氨酶升高）。此时正是患者开始抗病毒治疗的时机。

"长期、优选、优化、定期检测"，是初治策略的"十字方针"。

《慢性乙型肝炎防治指南》中"最大限度地长期抑制 HBV 复制"，指的就是抗病毒治疗需要长期作战。很多患者希望速战速决，早点治好，早点停药。此想法可理解，但却不切实际。

优选即选好患者、选好药、选好方案。因为，没有哪一种药物对所有人都有一样好的效果。医生需根据患者的乙肝病毒量、转氨酶水平等情况，与患者沟通后，制订合适的方案。一旦方案确定，患者就应坚持治疗。

为了达到最佳疗效，在治疗期间要进行"优化、定期检测"，简单而言，即定期做 HBV DNA、肝功能等指标的监测，以便医生根据 HBV DNA 水平的变化来优化治疗策略。

温馨提示

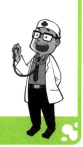

"乙肝治疗全景图"的比喻仅是从治疗角度来看，若不进行抗病毒治疗，慢乙肝患者很有可能经历乙肝的"春""夏""秋""冬"，但若进行规范的抗病毒治疗，病情就可能得到延缓，甚至停止进展。因此，并非所有慢乙肝患者都会按"春""夏""秋""冬"这个程序发展病情。

乙肝经治复发时

虽然乙肝抗病毒治疗要长期,但并非终身治疗,它也有停药指征。

不过,即使是按照标准正规停药,在停药一段时间后,有 30%~40% 的人会出现病情复发,尤以年龄大于 40 岁、巩固治疗时间较短、HBeAg 阴性者多见。

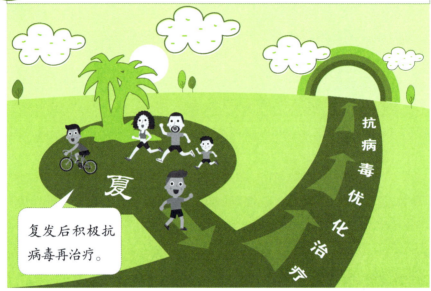

复发后应积极开始抗病毒再治疗。对于正规停药后再复发的患者,医生会根据其病情、病毒耐药情况等,选择相同方案重复治疗,或多药联合抗病毒治疗。当然,再次抗病毒治疗的疗程要再适当延长一些,至少应比上次的疗程长。

患者切忌胡乱换药,甚至直接放弃抗病毒治疗而选择一些"偏方"或市售的所谓"彻底治愈乙肝"的"灵丹妙药"。

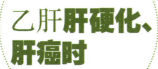

乙肝**肝硬化、肝癌时**

"秋""冬"——乙肝肝硬化、肝癌时。

"既然肝硬化了,保保肝就算了"是很多患者的想法。肝硬化、肝癌犹如秋冬季节般,让患者心寒。

然而,乙肝进入肝硬化后更要抗病毒治疗。

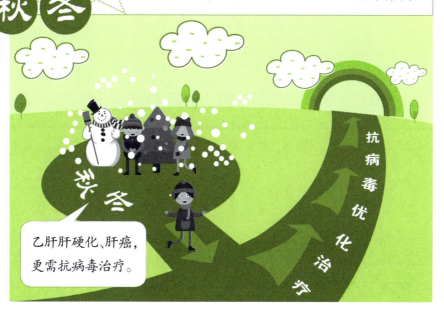

乙肝肝硬化、肝癌,更需抗病毒治疗。

所谓"亡羊补牢,为时不晚",肝硬化相当于羊圈里的100只羊跑掉了50只,此时若进行抗病毒治疗,剩下的50只羊就跑不了,肝硬化病情得以缓解;但若不进行抗病毒治疗,羊全跑了,整个肝脏就都硬化了。

因此,对肝硬化患者而言,无论肝功能指标正常与否,只要检测显示 HBV DNA 阳性,就应该立即抗病毒优化或联合治疗,并坚持长期甚至是终身治疗,以改善肝功能并延缓或减少肝移植的需求。

肝癌患者也是如此,哪怕做了手术,同样要抗病毒治疗。因为乙肝病毒若仍存在于肝脏,肝癌复发的机会将增加;而抗病毒治疗抑制了病毒,从而能减少肝癌复发的机会。

PART 2 治疗，如何开启

情形一：体检查出乙肝病毒携带，是不是要马上治疗呢？

情形二：自知是乙肝病毒携带者，定期复查时发现乙肝病毒水平很高，可肝功能却正常，此时该不该治疗呢？

很多人都曾犯过这么一个错误——体检发现乙肝病毒携带后就急着想治疗。

其实，在我国9300万的慢性乙肝病毒感染者当中，相当一部分人是暂时不需要治疗的。

如前面介绍，"乙肝两对半"检测时，发现乙肝表面抗原（HBsAg）阳性，且时间超过半年，称慢性乙肝病毒感染。

慢性乙肝病毒感染又分为携带者、慢性乙型肝炎、乙型肝炎肝硬化和隐匿性乙肝。

其中，携带者是暂不需要治疗的。

乙肝病毒携带者，该做什么

在我国 9300 万慢性乙型肝炎病毒感染者中，除去 2000 多万是慢性乙型肝炎患者，这部分患者需要治疗，还有约 7000 多万人是乙型肝炎病毒携带者。这部分人不需要治疗，因为目前还没有药物可以把他们体内的乙肝病毒清除。

但这些乙肝病毒携带者需要定期检查，一旦发现发展成慢性乙肝，就需要进行治疗。

区分两类携带者

乙肝病毒携带者可以分为慢性乙肝病毒携带者和非活动性乙肝病毒表面抗原携带者。

判别和区分这两类患者非常重要，因为针对这两类患者的处理原则和策略完全不同，只有判别患者属于哪一类之后，方能确定应对措施。

（这两类携带者的不同特点请参见本书第 32 页介绍）

定期检查少不得

非活动性乙肝病毒携带者

体内病毒复制明显受到抑制，肝功能正常，肝组织无肝炎病变，发生肝硬化和肝癌可能性小，但也有发展成 e 抗原阴性慢性乙肝的可能。

因此无须用药治疗，可以从事各种工作。但建议每 6 个月进行血常规、生物化学、病毒学、甲胎蛋白（AFP）、B 超和无创肝纤维化等检查。如果始终正常，则可以放心工作和学习；如果中途出现变化，肝功能或病毒指标发生变化，应该及时排查，看看是否病情发生了转变，该治疗就治疗。

慢性乙肝病毒携带者

因处于免疫耐受期,一般情况下患者肝内无炎症活动或仅有轻微炎症,且此期患者抗病毒治疗效果欠佳,一般不推荐抗病毒治疗。但要注意,相当一部分免疫耐受期患者在成年后随着免疫耐受的打破,出现肝炎活动。

所以,慢性乙肝病毒携带者应每3～6个月,进行血常规、生物化学、病毒学、AFP、B超和无创肝纤维化等检查,必要时行肝组织活检,若符合抗病毒治疗指征,应及时启动治疗。

携带者不要过度治疗

乙肝病毒携带者肝脏没有病变,或仅有轻微病变,并不需要护肝药,也不能盲目进行抗病毒治疗。

这时,他们处于免疫耐受期,病毒与人和平共处,无论用哪一种药物,抗病毒的治疗效果均不好。要想用某种药物清除乙肝病毒的携带状态,目前还没有这种可能性。

政府已明令禁止在各种媒体中泛滥的"治乙肝"广告,但变相的广告还存在,请不要轻信。

不要做这些

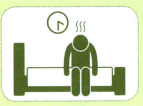

过度悲观,情绪压抑。

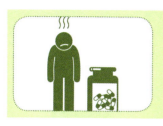
胡乱用药,越治越重。

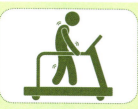
过度疲乏,劳累伤肝。

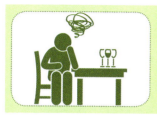
饮酒无度,酒精伤肝。

请做这些

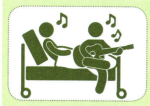
乐观向上,不过分害怕。

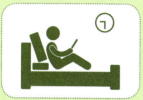
不劳累,不饮酒。

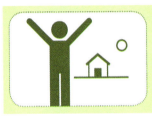

不过度治疗,不需要护肝药,不轻信滥用偏方。

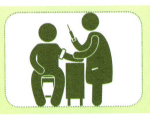

定期检查少不得。

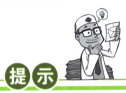

提示

　　携带者不要无端恐惧,你的熟人或父兄患肝硬化或肝癌,是因为存在不同的感染历程,只要你了解相关知识,积极预防,你的结局可能改变。

　　不必顾虑与朋友交往,共餐、握手不会传染他人。

　　结婚、生育也不必犹豫,乙肝病毒的传播是可以预防的。

肝功能异常，才需治疗

2015年版的《慢性乙型肝炎防治指南》有了新规定。

推荐接受抗病毒治疗的人群需同时满足以下条件：

1. e抗原阳性者，HBV DNA是否大于等于20000国际单位/毫升（相当于10^5拷贝/毫升）；e抗原阴性者的HBV DNA是否大于等于2000国际单位/毫升（相当于10^4拷贝/毫升）；

2. 转氨酶（ALT）水平是否升高2倍以上；如用干扰素治疗，一般情况下ALT应升高小于等于10倍水平，血清总胆红素应小于2倍水平。

对持续HBV DNA阳性、达不到上述治疗标准、但有以下情形之一者，疾病进展风险较大，可考虑给予抗病毒治疗：

1. 存在明显的肝脏炎症（2级以上）或纤维化，特别是肝纤维化2级以上。

2. ALT持续处于1～2倍水平之间，特别是年龄＞30岁者，建议行肝组织活检或无创性（即肝脏硬度）检查，明确肝脏纤维化情况后给予抗病毒治疗。

3. ALT持续正常（每3个月检查1次），年龄＞30岁，伴有肝硬化或肝细胞癌家族史，建议行肝组织活检或无创性检查，明确肝脏纤维化情况后给予抗病毒治疗。

4. 存在肝硬化的客观依据时，无论ALT和HBeAg情况如何，均建议积极抗病毒治疗。

特别需要提醒的是，在开始治疗前应排除合并其他病原体感染或药物、酒精和免疫等其他因素所致的ALT升高，尚需注意应用降酶药物后ALT暂时性正常。

抗病毒治疗是王道

《慢性乙型肝炎防治指南》中治疗的目标是：最大限度地长期抑制 HBV 复制，减轻肝细胞炎性坏死及肝纤维化，延缓和减少肝功能衰竭、肝硬化失代偿、肝癌及其他并发症的发生，从而改善生活质量和延长生存时间。

要达到这个治疗目标，最关键的就是抗病毒治疗。

自 2005 年第一版的《慢性乙型肝炎防治指南》出台，就确立了抗病毒治疗才是乙肝治疗的关键。在此之前，五花八门的治疗非常多，偏方、保健品和一味使用降酶药物，是乙肝患者用药的典型误区。尽管他们用了不少药物，但却都没有用到点子上，最重要的抗病毒药物被弃之一旁。

如今已过 10 年，在主流的大医院和感染病专科医生中，抗病毒的观念已经比较清晰。中国接受正规抗病毒治疗的患者已过百万。

但患者在乙肝治疗方面还是存在不少问题：

太看重转氨酶水平的高低

在乙肝众多检查中，患者往往会特别留意转氨酶，高则忧虑，低则安心。似乎只要转氨酶恢复正常水平，就万事大吉了。

然而，由于乙肝的复杂性及患者的个体差异较大，短暂的转氨酶高低变化并不能说明肝脏病变的严重程度。反而，转氨酶升高的持续时间更能反映病情，医生可以从中推断出肝脏的变化。

这也是为什么医生总是强调肝炎患者一定要定期检查的原因。

滥用护肝降酶药

仍有不少人认为乙肝怎么也治不好,干脆转氨酶一升高,就用护肝药。

当慢性乙肝病毒携带者出现转氨酶升高、肝功能异常时,就已发展到慢性乙型肝炎了。

这时,病毒就不再与人体和平共处,而是向人体发起了"战争"。此时,人不能再坐以待毙,而是要拿起武器反击。如今,最有力的武器就是抗病毒治疗。

此时,如果只是单纯用护肝药降低转氨酶水平,肝内炎症却持续存在,肝细胞就会不断损伤、修复,修复过程中就会出现肝纤维化,久而久之,就可能发展成肝硬化,甚至肝癌。

希望两三年内治愈乙肝,不太现实

目前,慢性乙肝并不能完全治愈。选择口服药抗病毒者中,多数e抗原阳性患者需要至少4年的长期治疗;所有的e抗原阴性患者也需要长期治疗;e抗原阴性的患者,有部分人经过十几年的时间出现表面抗原清除。

然而,在现实中,几乎所有的患者都希望彻底治愈乙肝,对治疗的期望值过高;65%正在接受抗病毒治疗的乙肝患者,仅愿意承受3年以内的治疗。

正是这种"急性子治慢性病"的错误态度,导致慢性乙肝患者不能树立理性的治疗目标,急于求成,检测指标稍有波动就恐慌焦虑、悲观失望,不能积极配合医生治疗,从而影响治疗效果,并导致病情反复。

尽管现有的治疗手段难以彻底清除乙肝病毒,但可将病毒持续抑制在低水平,从而遏制乙肝向肝硬化、肝癌进展。可以说,强效持久抗病毒,是乙肝患者持久控制病情、改善生活质量的好方法。

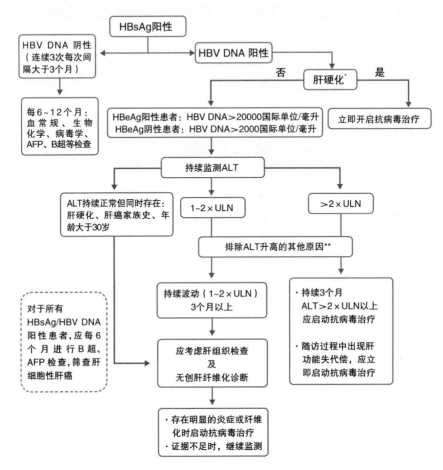

*肝硬化:①组织学或临床提示存在肝硬化的证据;②病因学明确的HBV感染证据,通过病史或相应的检查予以明确或排除其他常见引起肝硬化的病因如HCV感染、酒精和药物等。

**ALT升高的其他常见原因:其他病原体感染、药物、酒精、免疫、脂肪肝等。

慢性HBV感染者管理流程

资料来源:《慢性乙型肝炎防治指南》(2015年版)

乙肝治愈分四步

要实现乙肝治愈,通常要经历以下四个阶段。

第一阶段是临床控制。抗病毒治疗期间,乙肝 HBV DNA 维持在检测线以下,且肝功能恢复正常。当乙肝 HBV DNA 控制之后,疾病的进展就会明显延缓,减少肝硬化、肝癌的发生。然而,即使要达到这个阶段,用药时间也可能很长。若停药,易复发。

第二阶段是免疫控制。达到停药标准后停药 12 个月,乙肝病毒 DNA 仍能维持阴性,且肝功能正常。

这时机体免疫已经恢复,所以叫免疫控制,这个时候可以看到"大三阳"转"小三阳"了。

第三阶段是临床治愈,即表面抗原消失,甚至在此基础上产生了表面抗体。

第四阶段就是彻底治愈,乙肝病毒和 cccDNA 从患者体内彻底清除。这是最高目标,也是最理想的目标。

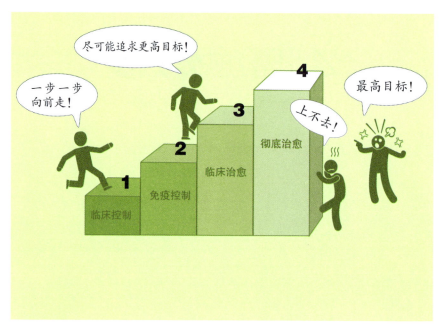

提示

治疗乙肝是一个漫长的过程，要分阶段进行，不要追求一下子就彻底治愈。

无论是临床控制也好，免疫控制也好，对于乙肝治疗都非常重要。特别是要追求临床控制下的免疫控制。只有免疫控制了，最后才有机会走向治愈，这需要一个相当长的过程。

治疗过程中，对于部分适合的患者应尽可能追求临床治愈。

追求最高的目标，也就是彻底治愈，难度非常大。

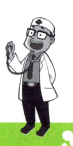

PART 3 ▶ 这样治，才更好

抗病毒治疗，"武器"选谁

正规的乙肝抗病毒药只有两大类

目前，国家批准的临床上运用于乙肝抗病毒治疗的药物只有两大类：干扰素类和核苷类。

干扰素

我们每个人的体内自身就有干扰素，当外界敌人攻击我们的身体时，免疫系统就会拉响警报，派出大军来保卫我们的身体。这浩浩荡荡的大军中就有干扰素的身影，它具有良好的抗病毒作用，把这些入侵者杀死。

但是，在很多乙肝患者身上，干扰素像是被绑住了手脚，无法施展法力，这个时候就需要我们从外界派出援兵了。

干扰素是免疫调节剂，不但可以直接抑制病毒，还可以激发自身免疫，让人体最大限度地对抗病毒，具有抗病毒和免疫调节的双重作用。

在我国，批准用于治疗慢性乙肝的干扰素有两种，一种是普通干扰素，另外一种是聚乙二醇干扰素（商品名：派罗欣、佩乐能）。

普通干扰素：一般是国产药，每2天皮下注射1次。痛苦比较大，患者依从性不佳。疗程1年或更久。

聚乙二醇干扰素：即长效干扰素，一般为进口药物，每周注射1次。1个疗程需要48周。相对痛苦小，依从性较好。价格较高。

Tips

干扰素治疗的绝对禁忌证：
○妊娠或短期内有妊娠计划。
○精神病史（具有精神分裂症或严重抑郁症等病史）。
○未能控制的癫痫。
○失代偿性肝硬化。
○未控制的自身免疫性疾病。
○伴有严重感染、视网膜疾病、心力衰竭和慢性阻塞性肺疾病等基础疾病。

相对禁忌证：
○甲状腺疾病。
○既往抑郁症史。
○未控制的糖尿病和高血压。
○治疗前中性粒细胞计数小于$1.0×10^9$/升或血小板少于$50×10^9$/升。

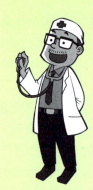

核苷类药

核苷类药物到达人体内后会变成一种与我们人体里生产基因的原料——核苷酸十分相似的物质,病毒往往会错误地把它当成核苷酸来合成自己的基因。但这类冒牌货始终是假冒的,它们一旦被用于合成基因,就会阻碍正宗的核苷酸参与加工,使得病毒无法合成出更多的基因来产生后代,从而达到抑制病毒复制的效果。

核苷类药有五种,包括拉米夫定(商品名:贺普丁)、阿德福韦(商品名:贺维力、代丁、名正等)、替比夫定(商品名:素比伏)、恩替卡韦(商品名:博路定等)和替诺福韦酯(商品名:韦瑞德)。

药物的抗病毒强度以及耐药变异率,是选择核苷类药物的重要指标。恩替卡韦和替诺福韦酯是抑制病毒活性很强的药物,耐药变异的发生率低,是国内外指南推荐的一线用药。

五种核苷类药物的特点

拉米夫定:最早用于抗乙肝病毒的核苷类药物。1999年在中国上市,是目前为止累计病例最多的口服抗乙肝病毒药物。拉米夫定起效快,抑制病毒作用强,价格相对便宜,临床使用经验多,非常安全。但它在长期使用过程中容易发生耐药。目前不推荐一线使用。

阿德福韦酯:耐药发生率较低,但抗病毒作用不强,长期应用可能对肾功能产生影响,尤其是有肾脏疾病的人更应注意。另外,长期应用可引起低磷血症。故长期服用者,每3~6个月要检查血磷水平,同时查肾功能。

替比夫定:抗病毒作用较强,妊娠期亦可应用,对肾功能可能有保护作用。但亦相对较易产生耐药性,在用药期间出现肌肉病变虽属罕见,仍要定期查血清肌酸激酶。不能与干扰素合用,可致末梢神经病。

恩替卡韦:起效快,抗病毒作用强,发生耐药的比例非常低,目前列为乙肝一线抗病毒药。其治疗效果已得到广大医生的认可。副作用极少。

替诺福韦酯：抗病毒作用较强，副作用少，发生耐药的比例极低，妊娠期亦可应用。但价格较高，若经济允许可列为乙肝一线抗病毒药。长期用药应警惕对肾功能有潜在的影响，服药期间要每3~6个月检查肾功能。

两类药物大 PK

有人说："选干扰素，麻烦在前；选核苷类药，麻烦在后。这是一个两难选择！"

左右为难？无从下手？不妨让二者来一场大 PK！

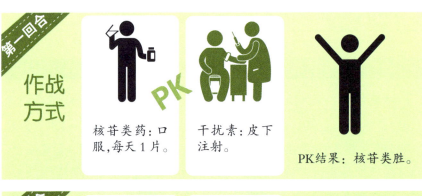

第一回合　作战方式

核苷类药：口服，每天1片。

干扰素：皮下注射。

PK结果：核苷类胜。

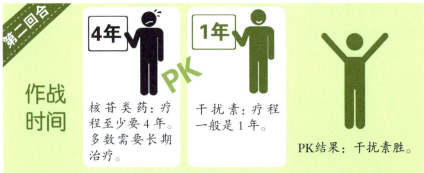

第二回合　作战时间

核苷类药：疗程至少要4年。多数需要长期治疗。

干扰素：疗程一般是1年。

PK结果：干扰素胜。

第三回合 伤及无辜

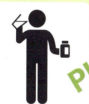

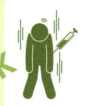

核苷类药：安全性强，不良反应少。

干扰素：不良反应较多，要吃点"苦头"。

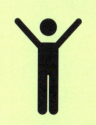

PK结果：核苷类胜。

第四回合 战斗成果

核苷类药：核苷类药抑制病毒复制的活性很强，能较快改善病情，却需要长期用药。停药后，病情容易复发。长期用药容易发生耐药。

干扰素：干扰素激发了患者的免疫功能，停药后能持续抑制病毒复制。因此，复发率较低。使用长效干扰素还可能会出现表面抗原转阴，即临床治愈。但因个体差异的原因，目前，成功者较少。

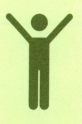

PK结果：干扰素胜。

第五回合 费用高低

核苷类药：平均每年的费用在5000~15000元之间。由于长期治疗，总费用难以预估。

干扰素：应用普通干扰素，平均1年的费用约1.5万。进口长效干扰素，平均1年费用约6.5万元。如果治疗有效，以上费用就是总费用。

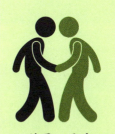

PK结果：平手。

治疗篇 攻毒之战 这样治，才更好

第六回合 适应范围

核苷类：慢乙肝患者，肝功能衰竭或肝硬化患者均适用。

干扰素类：有绝对禁忌证和相对禁忌证。

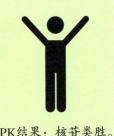

PK结果：核苷类胜。

干扰素与核苷类似物治疗慢性乙型肝炎的优、缺点

	优点	缺点
干扰素	有限疗程	抗病毒疗效一般
	无耐药发生	患者耐受性差
	HBeAg 或 HBsAg 血清学转换率高	需要皮下或肌内注射
核苷类	抗病毒作用强	长期治疗
	耐受性好	耐药变异率高
	口服给药	HBeAg 和 HBsAg 血清学转换率低

你该选择哪类药

核苷类药物和干扰素的药物性质不同,治疗反应也不一样。患者应先花点时间弄清楚两者的差异,再下决定也不迟。

如果你是一位中老年患者,尤其是有糖尿病或高血压的老人,可能选择核苷类药比较安全有效。治疗糖尿病和高血压的药都是要长期服用的,再增加一种也要长期服用的核苷类药,相信你能接受。

如果你是年轻患者,不易接受长期服药,尤其是还未生孩子的男女青年,由于抗病毒药物都未做过胚胎致畸的临床试验,服药期间不能受精和怀孕,当然以短期能停药的干扰素治疗比较好。

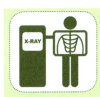
如果你同时有其他疾病,如自身免疫病、甲状腺功能亢进或功能低下、未控制的糖尿病、未控制的高血压、癫痫等,这些疾病是干扰素的禁忌证,但可安全、有效地应用核苷类药物,很少有药物冲突。

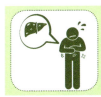
同是慢性乙型肝炎,病情不同也应有不同选择。如严重的肝病,不易消退的黄疸、腹水,血常规检查显示白细胞或血小板很低,都不能用干扰素,但可安全地应用核苷类药物。

但是,大多数既可用干扰素,也可用核苷类药物的患者,要如何选择呢?

如果干扰素治疗能获得疗效,当然是用干扰素较好,理由是:可以停药,疗效比较稳定,可以较快清除"大三阳",停药后几年内甚至有清除"小三阳"的希望,但不是所有用干扰素的患者都能达到。而核苷类药物要维持疗效,却是绝大多数都能获得的。

因此,要求积极治疗的患者可以选择干扰素;要求稳当治疗的患者可以选择核苷类药物。

初治乙肝的选择

2015年版《慢性乙型肝炎防治指南》(以下简称《指南》)明确指出:将恩替卡韦、替诺福韦酯和干扰素(普通和长效)作为慢性乙肝抗病毒治疗的一线药物。

干扰素:乙肝转阴的一丝希望

《指南》指出:在需要抗病毒治疗的人群中,对于相对年轻的患者(包括青少年患者)、近几年内有生育计划的患者、期望短期完成治疗的患者、初次治疗的患者,可以优先考虑使用长效干扰素。

长效干扰素治疗乙肝,尽管表面抗原转阴率仅有3%~11%,却给有更高追求的患者带来了一线希望。

干扰素不但能直接抑制病毒,还能通过免疫调节,激发人体自身免疫来抗击病毒。疗效好的患者,可以获得e抗原血清学转换("大三阳"转"小三阳"),甚至表面抗原清除。

据长期随访发现,经长效干扰素(聚乙二醇干扰素 α-2a)治疗 1 年,能使 3%~11% 的慢乙肝患者实现临床治愈。

对于一些没有干扰素使用禁忌的慢乙肝患者来说,使用干扰素治疗,幸运的话,他们可以获得表面抗原转阴;即使失败了,也还能用核苷(酸)类药物治疗。

因此,有禁忌者,不要试;没有禁忌的,建议试一试干扰素治疗。

年轻、还未生育的男女,在初始选择治疗方案时,建议首先选择长效干扰素。正在接受口服抗病毒治疗的患者,只要条件合适,也可以选择长效干扰素进行治疗。

用药半年(即 24 周)后,监测 e 抗原和表面抗原定量水平。如果半年后用药效果好,可继续用满 1 年;如果效果不好,就考虑更改治疗方案。

核苷类药:宜选强效抑制病毒、低耐药的药

核苷类药由于口服方便、不良反应少、抑制病毒活性强而广为应用。但也有其不足:疗程相对较长,容易诱发病毒耐药。

乙肝耐药,无疑是医生和患者都惧怕的。因为一旦发生耐药,意味着治疗将变得更复杂、更困难。

初治是乙肝患者迈出的第一步,也是最关键的一步。如果治疗方案选择不当,不仅无法控制病情,还会增加耐药发生的风险。

初治既然如此重要,如果患者选择核苷类似物作为初治药物,如条件允许,就应尽可能选择强效抑制病毒、低耐药的药物,如恩替卡韦、替诺福韦酯。

因为在乙肝初治之时,如能快速地抑制病毒复制,以后发生病毒变异或耐药的概率也会减少;而且,越早把病毒量压至正常水平,出现 e 抗原血清转换(即"大三阳"转"小三阳")的机会也越大。这意味着以后长期抑制病毒的效果也会更好。

这好比军队作战,先重拳出击,把大部分敌军消灭,掌握整个战争

的主导权,胜利的机会就越大。

药再好,也不能随意换

乙肝治疗的效果如何,除了与药物本身有关外,患者的依从性如何(能否坚持用药),也显得至关重要。

然而,有些乙肝患者的依从性不够。有的患者吃药半年以后,感觉疗效蛮好,病毒被压下去了,肝功能也正常了,就自行停药;或者,有的患者觉得药费高,就自己减量服用。

这两种做法都是很危险的。擅自停药或减药容易使病情反复,甚至加重。

另外,还有些患者看到网上有人说,"某某某用了哪个药效果挺好",自己就想换药。

对此,专家建议,如想换药或有其他想法的,最好先与医生沟通;在医生的指导下进行调整与治疗,疗效才能有保证。擅自换药治疗很危险。

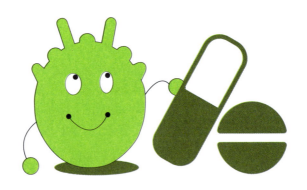

谁将率先杀出重围

年轻的初治患者疗效好

现在,抗病毒治疗已经非常普遍了,但对很多患者仍然效果不佳,久治不愈。哪些患者获得临床治愈的机会比较大呢?

乙肝 HBV DNA 水平不超过 10^7 拷贝/毫升,较为年轻的、初治患者,疗效是非常好的。

乙肝 HBV DNA 水平很高,或者有肝硬化或肝癌家族史,或者是母婴感染的,或者是很早以前感染的,这些患者相对来讲就比较难治。

e 抗原转换是治愈的前提

对于"大三阳"患者来说,只有先发生了 e 抗原血清学转换,就是说"大三阳"转"小三阳"之后,才有可能进一步发生表面抗原的转换,就是表面抗原的消失,甚至出现表面抗体。

既然 e 抗原血清学转换如此重要,我们怎么能提高转换率呢?

首先选择好治疗的时机。若患者的状态处于免疫活动期,这个时候用抗病毒治疗,可能 e 抗原转换率就会比较高。对于"大三阳"的患者来讲,HBV DNA 的复制状态达到 10^5 拷贝/毫升,同时出现肝炎活动的表现,比如说转氨酶的升高,这就是一个比较好的治疗时机。

如果治疗前 HBV DNA 的水平高过 10^7 拷贝/毫升以上,这个时候,e 抗原血清学转换率就会大打折扣。

另外，还要看转氨酶的水平。目前的研究认为，转氨酶水平越高，e 抗原血清学转换率越高。

需要提醒大家一点，使用核苷类药物，即使转氨酶高也问题不大。

但选择干扰素治疗，就要注意风险，倘若转氨酶太高，高过上限的 10 倍以上，这个时候用干扰素治疗，可能会带来很大的风险。有些人免疫活动太厉害，此时，干扰素作为免疫增强剂，可能会出现肝炎、肝功能恶化，甚至出现肝衰竭的情况。

年龄因素也很重要。年轻人的免疫功能比较强，治疗效果会比较好。

药物选择也很重要

另外，药物选择也很关键，要根据患者的不同状态来确定。对于病毒量比较高的患者，我们可选择强效、低耐药的药物，比如说恩替卡韦、替诺福韦酯。这些药物可能很快就把病毒量降下来，减少将来耐药情况的出现。

对于病毒量不太高，转氨酶又比较高的患者，这个时候可选择药物的余地就较大。干扰素类和核苷类药物都可以选择。要达到治疗目标，其中一个很重要的因素就是免疫清除过程。我们在选择药物的时候，更倾向于用免疫调节作用的药物，比如说干扰素。

患者在治疗的时候，一定要跟医生进行密切的沟通。特别是在治疗 24 周（即半年）时，要进行评估。倘若此时病毒量还很高，或者没有达到理想的水平，可能要调整治疗，就是所谓的优化治疗。为了提高 e 抗原血清学转换率，治疗方案可能还要调整。

干扰素治疗，
吃点"苦头"不碍事

选择干扰素治疗时，医生一般会告知"你可能要吃点苦头"。

因为，无论使用普通干扰素还是长效干扰素，90%左右的患者会出现不良反应。

"感冒"，多不用处理

最常见的不良反应是类流感症状，发生率为70%～80%。患者通常在注射第1针后的24小时内，出现发热，体温可达38~39摄氏度，但很少超过40摄氏度，可伴有头痛、肌肉酸痛、关节酸痛、乏力等等。

若不超过38摄氏度，建议患者多饮水和休息；当超过38摄氏度或患者觉得难受时，才给予一些解热镇痛药，可先吃一片。

打第2针时，症状通常有所减轻；而等到打第3针之时，症状基本消失。

有研究者认为，这其实是干扰素调动了人体免疫系统参与乙肝病毒的"战斗"后，身体反应激烈所引起的一些症状，故不用过分在意。

骨髓"抑制"，不是那回事

白细胞或血小板减少也较多见，通常在最初8周出现，也有的会持续到治疗结束。大多数患者无自觉症状，少数人会出现牙龈出血、头晕、乏力等症状。因此，定期检查很重要，尤其在打前2针时，应检查血常规及肝功能。

很多人感到害怕,以为这与化疗引起的骨髓抑制类似,其实不然。干扰素并没有某些化疗药的细胞毒性,且这种白细胞数量减少是一过性的。

当然,如果白细胞中的中性粒细胞绝对计数少于 $0.75×10^9$/升,或血小板少于 $50×10^9$/升,医生会做出相应处理,如使用升白细胞药、调整干扰素剂量等。

脱发是假象,情绪更重要

脱发通常在治疗后期出现。有的患者,尤其是女孩子,对此非常介意。实际上,这并非如化疗所致的脱发,而只是头发脱落较平时稍多而已,多在洗头或梳头时发现。患者可以放心,脱发现象是暂时的,也不会出现秃顶。

不过,要提醒家属的是,应关注患者的情绪。干扰素可引起精神异常,尽管发生率极低,但患者在出现抑郁、妄想、焦虑等症状时,自身并不一定察觉。

所以,家人的关怀很重要,应与医生保持良好的沟通。

乙肝用药，何时喊停

如果使用干扰素治疗，是有一定疗程的。但核苷类用药疗程不固定，停药后易复发。那么，乙肝患者使用核苷类药物必须终身用药吗？什么情形下可以停药呢？

新指南，新停药标准

2015年版《慢性乙型肝炎防治指南》（以下简称《指南》）中，核苷类用药治疗的停药指征有了改变，比以前的疗程更长。

"大三阳"患者（e抗原阳性）：总疗程建议至少4年。经过治疗有3项指标达标，再进行巩固治疗至少3年（经过至少6次复查，每半年检查1次）仍保持不变者，可考虑停药。但延长疗程可减少复发。

> **这3项指标是：**
> 1. 乙肝病毒DNA低于检测下限（即测不出来了）。
> 2. e抗原消失和e抗体产生。
> 3. 转氨酶ALT正常。

"小三阳"患者（e抗原阴性）：由于此类患者没有像e抗原阳性患者那样，以"e抗原血清学转换"为标志的停药指征，因此抗病毒治疗具体疗程不明确，且停药后肝炎复发率高，治疗疗程宜长。

目前《指南》推荐如下：治疗达到HBsAg消失且HBV DNA低于检测下限，再巩固治疗1年半（经过至少3次复查，每半年检查1次）仍保持不变者，可考虑停药。

巩固治疗不能少

由上可知,不能一达到标准就马上停药,还需要一个巩固的时间。现在很多患者甚至医生,都有一种急功近利的倾向,只是想着如何用药让 HBV DNA 迅速转阴,以为转阴了以后就万事大吉。服药才过了几个月,患者自己就把药给停了,结果出现很多问题。

其实转阴后的巩固非常重要。e抗原阳性的患者,巩固时间是3年;而e抗原阴性的患者,则要巩固1年半。

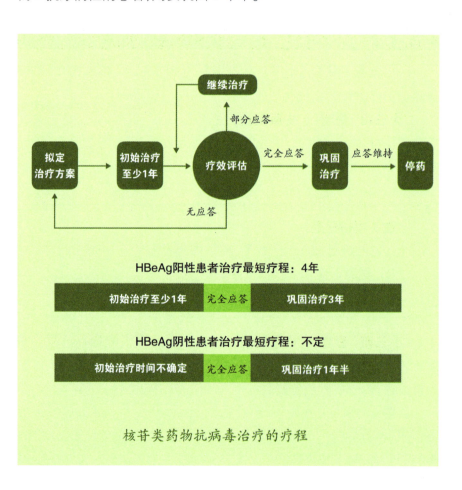

核苷类药物抗病毒治疗的疗程

如何停得更为放心

患者对停药的误区大致分两类。

一种是随意停药。未达目标(如 e 抗原没有发生血清学转换)便自行停药,大多会出现病毒反弹。

另外一种是符合停药标准却仍然不敢停药。他们普遍担心停药以后会不会发生重症肝炎。

那么,有没有什么指标来让他们停得更为放心呢?

在临床上,还有很多先进的办法来评估患者停药以后的风险(比如,停药后有没有可能发生重症肝炎、肝衰竭等)。我们现在已有"Child 肝炎疾病评估系统"。此外,我们还可以进行肝活检或应用瞬间弹性扫描仪检测肝脏硬度,评估肝脏的情况,判断患者的肝脏基础状态,以及停药以后的风险。

对于过去有过重症化病史特别是停药后重症发作的患者,停药要特别慎重。

有些患者属于谨慎停药的对象,也就是说可以停,但是停了以后一定要遵医嘱,医生要求什么时候复查必须严格遵从。

> **Tips**
>
> **干扰素治疗的疗程**
>
> 推荐疗程为 1 年,若经 24 周治疗 HBsAg 定量仍大于 20000 国际单位/毫升,建议停止治疗。

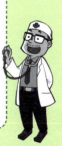

乙肝肝硬化，抗病毒为时不晚

对于慢性乙型肝炎的患者来说，若不进行抗病毒治疗，约有1/3的患者会发展成肝硬化，小部分人会不经过肝硬化而直接发展成肝癌。

那么，已经肝硬化了，还需要治疗吗？

回答是，乙肝进入肝硬化后更要抗病毒治疗。此时抗病毒治疗不仅有效，使肝功能迅速恢复，还能迅速稳定病情，延缓肝硬化的进展。

早期肝硬化，积极治疗可逆转

从慢性肝炎发展到肝硬化要经过长短不定的时间。从早期肝硬化发展到晚期失代偿性肝硬化，也要经过长短不定的时间，这取决于炎症的轻重和治疗是否及时。

简单地说，早期肝硬化只是重度肝炎有较重纤维化和少数肝细胞结节，积极治疗还是可逆的。

有炎症活动的代偿性肝硬化，由于有轻重不等的炎症，经抗病毒治疗后可成为炎症静止的肝硬化，患者能应对日常的生活和工作，但生活质量和工作能力都会降低。

晚期失代偿性肝硬化患者，病情很重，必须积极治疗。

用药有讲究

目前很多核苷类抗病毒药物不仅能缓解肝硬化的病情，而且还很安全。

对于晚期失代偿肝硬化患者，坚决不能使用干扰素进行治疗。

对于病毒复制活跃伴有炎症活动的失代偿期肝硬化患者，在其知情同意的基础上，可给予核苷类药抗病毒治疗，以改善肝功能。

使用核苷类药治疗的肝硬化患者需要长期服药，不能随意停药。因为一旦停药后肝病复发，肝脏将不可避免地再次受到重创，患者将面临肝衰竭的威胁。

肝硬化后，定期查胃镜

肝硬化后有很多并发症，比如说上消化道出血、肝腹水、原发性肝癌、肝性脑病、肝肾综合征等等。其中，上消化道出血是肝硬化最常见的并发症，也是肝硬化的主要死亡原因。

为什么会发生上消化道出血，主要原因是肝硬化后，食管及胃底的静脉回流入肝受阻变缓，血管就会膨胀曲张，当静脉压力达到一定程度就会引起出血。

据了解，食管胃底静脉曲张破裂出血往往来势凶猛，初次出血死亡率高，在生存患者中，2年内再发出血的危险性更高。

因此，控制好食管胃底静脉曲张，预防及控制其破裂出血，显得极为关键。

那么，患者应该怎么配合预防呢？

有肝硬化的患者一定要做胃镜，通过胃镜来评估食管胃底静脉曲张的情况以及出血的风险，再决定是否做进一步的治疗。

假如食管胃底静脉曲张明显，或者已经有出血，医生会在无痛胃镜下实施微创治疗（包括对静脉进行套扎、注射硬化剂，或组织胶注射），以使胃底及食管的静脉曲张消失。

中医治乙肝

中医能否治乙肝

乙肝患者,用得起高价抗病毒西药(如干扰素)的人并不多,因而也有不少人寄希望于"物美价廉"的中药。那么,乙肝能否用中医治疗?

回答:能。

大量的科学研究发现,很多单味中药,如板蓝根、茵陈、白花蛇舌草、虎杖、金钱草、柴胡、栀子、黄连、车钱子、蒲公英等,在体外试验中证实对乙肝病毒有抑制作用。其次,中药提取物——苦参素,目前已应用于慢性乙型肝炎的临床治疗。

应该说,抑制乙肝病毒,中药是大有应用前景的。

此外,中药治疗能调节机体的免疫系统,提高机体的免疫功能。

慢性肝炎患者虽然不一定有不适,但它一旦向肝硬化转变,就会对患者的日常生活造成很大的困扰。所以,若能阻止这种转化过程,就能有效提高肝炎患者的生活质量。在这方面,中医药有明显的优势。

中医对肝炎的治疗，分以下几种情况

1. 乙肝病毒定量超过 10^5 拷贝／毫升，有明显肝区不适等症状的，肝功能异常〔丙氨酸氨基转移酶（ALT）大于或等于 80 单位／升者〕。

对这类患者，我们会推荐西医的标准抗病毒治疗。如果患者拒绝西医抗病毒治疗，也可考虑使用中药治疗，但还是要经常监测相关的指标，观察病情的变化。

2. 乙肝病毒定量超过 10^5 拷贝／毫升，肝功能基本正常，没有明显不适者。

这类患者治疗时比较复杂，目前的观点还是使用抗病毒药物，但何时使用，使用何种药物，疗程要多久，需要医生根据患者的具体情况来确定，因为中医本身就是辨证治疗的。

3. 乙肝病毒定量在正常范围内，或完全是阴性，但患者反复出现腹胀、肝区疼痛等，而且肝功能反复异常。

这类患者从西医的角度看，一般是不需要抗病毒治疗的，应该以中医药治疗为主。

4. 患者既没有病毒复制，也没有肝功能异常，但总觉得肝脏不舒服。

这种情况很复杂，也不能排除肝炎慢性活动的可能，所以主张以中医药治疗为主。

中医治乙肝有三招

中医认为,乙肝病毒属于湿热疫毒的"邪气"。临床研究也发现,湿热阻滞是慢性乙型肝炎最主要的中医临床证型。

湿邪一般分为湿热和湿浊两种。

湿热: 这类患者比较多。

表现: 口干、口苦,喜欢喝冷水,吃了煎炸的东西容易上火,小便比较黄,舌苔黄、厚、腻。

治疗: 一般选用茵陈蒿汤、龙胆泻肝汤为主方,再酌情加减药物治疗。中成药可选用龙胆泻肝丸、溪黄草冲剂、双虎清肝颗粒、乙肝清热解毒颗粒等。

食疗: 可用溪黄草、茵陈蒿、板蓝根、田基黄、鸡骨草、布渣叶等清热利湿的中药煲汤,或煮水代茶喝。

注意

1. 不能过早使用滋补药品。湿热的祛除是一个相当长的过程,有些慢性肝炎的患者,连续用了3个月的药,舌苔才退干净。如果没把湿热祛除干净,就过早使用补品,不仅不能改善患者的身体素质,反而会使湿热的情况加重。

2. 要定期到医院复诊。清热祛湿的药物相对比较苦寒,有损伤脾胃的可能,因此患者服用一段时间后,应该找医生看舌查脉,了解湿热是否已经祛除干净。如果是,就不要再继续服用那些药物,以免损伤人体的正气。

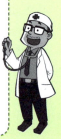

湿浊：这类患者相对较少。

表现：他们与湿热患者的区别是，舌苔虽然厚腻但不黄；也有口干口苦，但却不喜欢喝水。最主要、最有代表性的是，他们有明显的身体困重感，每天都觉得很累，好像背着很重的东西。湿浊患者，胃口一般都比较差，严重者还有口中发黏的感觉，大便也是偏烂的。

治疗：可选用胃苓汤、藿朴夏苓汤等。中成药可用利湿散、健脾祛湿冲剂等。

食疗：最值一提的就是土茯苓煲龟汤，它有祛湿清浊的作用。当然，经济条件不好的患者，可以用薏米、茯苓等来煲汤或煲糖水，效果也是不错的。

> **注意**
> 湿浊患者千万不能用治疗湿热的药物，否则会损伤脾胃，使湿浊更难祛除。

郁

郁就是肝气郁结，也就是平时所讲的"不开心"。如果说不开心会得肝炎，大家肯定会说没道理。没错，不开心是不会得肝炎的，但得了肝炎肯定会不开心。

中医认为：肝主疏泄，为风木之脏，其性刚暴，喜条达而恶抑郁。所以，肝炎病毒侵犯肝脏，首先会抑制肝气的疏泄，这就是肝炎患者"不开心"的病理基础。

临床上常有一些患者，他们的各项检查都在正常范围内，但总觉得有些不舒服，比如觉得很累，没有食欲，或者肝区有顶胀的感觉等等。这些表现虽然各有特点，但有一个共同点——对病情的担心。另一个特点就是，不适的症状与心情有关。如果有别的事情在做，患者一般没有不适的感觉，静下来的时候，不适的感觉就突然很明显。

这类患者的治疗其实并不困难，困难的是对于这种状态的认识和自我调控。柴胡疏肝散对肝气郁结有比较好的作用；如果爱发脾气，可以用丹栀逍遥散；胃口不好者，就用逍遥散。

此类患者，饮食调理的作用不大，关键还是要解决如何客观看待乙肝治疗的问题。

虚

一般说来，虚证多见于久病、得不到很好治疗的患者；也有一部分是先天不足引起的。

慢性乙型肝炎患者的虚是比较特殊的。它的虚，一个来源于"天灾"，一个来源于"人祸"。

中医认为，肝属木，脾属土，肝病会损伤脾胃功能，而脾胃功能不好，营养吸收不良，反过来自然就会影响肝脏。土壤贫瘠，树木当然无法生长繁茂，这就是所谓的"天灾"。而所谓的"人祸"，是指过量使用清热利湿的药物。

因此，肝病的虚证治疗首先要避免"人祸"，然后处理"天灾"。

"天灾"是土壤不好，那就给土壤"增肥"——补益脾胃。脾胃虚弱的患者常表现为没有胃口、精神疲倦。他们跟湿浊患者的临床表现有点相似，但脾虚患者的主要感觉是虚弱，没有困重。而且最关键的一点是，这类患者的舌苔一般都不厚腻。

治疗方面，四君子汤或香砂六君子汤是比较好的选择。中成药方面,香砂六君子丸、补中益气丸也是不错的。平时用党参、黄芪、白术、大枣等药物煲汤或煮粥,也可以起到饮食调理的作用。

慢性乙型肝炎的治疗是相当复杂的。前面我们所讲的,都是针对疾病的早期和中期进行的简单分型处理。对于已经出现肝硬化或其他并发症等复杂情况的患者,还是应该到医院诊治更为合适。

本章小结

1. 抗病毒治疗是慢性乙肝治疗的关键。保肝降酶、免疫调控等药物只是辅助治疗的药物。

2. 抗病毒治疗是有适应证的,不要盲目抗病毒治疗。携带者无须用药治疗,但要定期检查和监测。

3. 乙肝治愈分四步。e抗原血清学转换是临床治愈的前提。

4. 抗病毒治疗药物目前有干扰素和核苷类药物两大类,患者应和医生沟通,根据自身的情况选择适合自己的治疗药物。

5. 对于初次治疗的慢性乙肝患者,无论e抗原(HBeAg)阳性还是阴性,都应优先选择使用恩替卡韦、替诺福韦酯或者长效干扰素。

6. 干扰素治疗有固定疗程,一般为1年。核苷类药物疗程不固定,需长期用药,但也有停药指征。2015年版《慢性乙型肝炎防治指南》对停药指征有了新的规定。

7. 乙肝肝硬化或肝癌,更应积极抗病毒治疗。

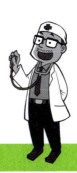

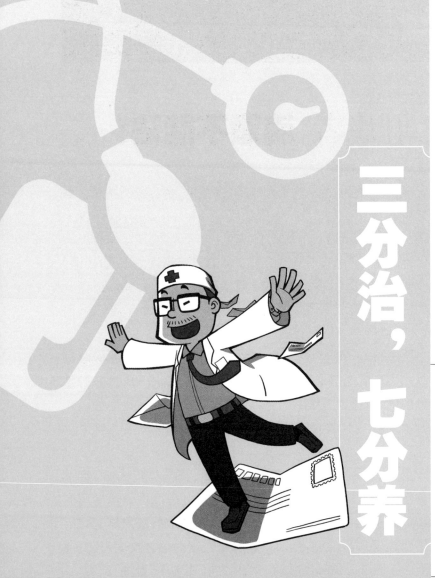

三分治，七分养

生活行为篇

PART 1 饮食

乙肝患者，滴酒不能沾！

不管是病毒携带者，还是肝炎发作期、恢复期，都应忌酒及忌含酒精的所有饮料。

一句话：绝对不能喝酒。

这里强调的是"绝对"，不是"相对"。意思是应当滴酒不沾，白酒、红酒、低度酒不能进，啤酒不能进，水果酒也不能进。

或许你听过"安全饮酒量"的说法，但这是针对健康者而言的，已有肝病的人，饮酒量再小也是有害的。

酒的主要成分是乙醇。乙醇进入消化道内，主要在胃中被吸收进入血液。其中 20% 的乙醇通过肺换气经呼吸排出体外，80% 的乙醇则通过肝脏分解代谢，通过肝细胞的胞浆乙醇脱氢酶催化成为乙醛。乙醇和乙醛都具有直接刺激、损害肝细胞的毒性作用，能使肝细胞发生变性、坏死。

正常人少量饮酒后乙醇和乙醛可通过肝脏代谢解毒，一般不会引起肝损害。然而一次性的大量饮酒者却常有呕吐等急性酒精中毒症状；而长期嗜酒者，乙醇和乙醛的毒性则经常地影响肝脏对糖、蛋白、脂肪的正常代谢及解毒功能，从而引起肝脏生理病理性改变，其发展过程为酒精性脂肪肝—酒精性肝炎—酒精性肝硬化"三部曲"。

乙肝患者本身肝脏已有病变，加上饮酒可谓是雪上加霜，可以使病情加速向肝硬化，甚至肝癌方向演变。

更令人担忧的是，酒精可让抗病毒药物的活性下降，可能激活已被抑制的病毒，导致病毒性肝病复发。

此外，酒精能影响人体的免疫功能，抑制免疫细胞的活性，使患者的免疫功能下降，病情迁延。

因此，酒精对于肝炎患者来说，无异于一剂大毒药，是有百害无一利的。肝病医生常常这样说："肝病患者要酒，就不能要命；要命，就不能要酒。"

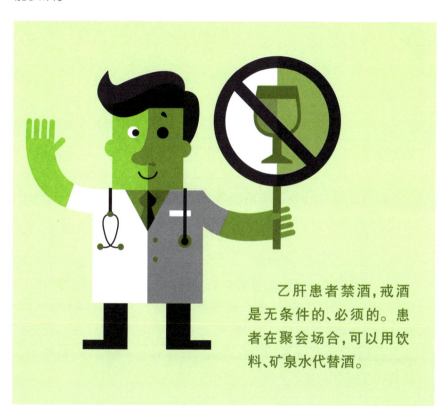

乙肝患者禁酒，戒酒是无条件的、必须的。患者在聚会场合，可以用饮料、矿泉水代替酒。

乙肝患者吃什么

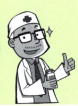

高蛋白
高糖
高维生素
低脂肪

乙肝患者"三高一低"饮食目前并不认为是合理的。

过去医学界曾经主张给肝病患者"三高一低"饮食,即高蛋白、高糖、高维生素、低脂肪饮食。但目前认为这些观点并不完全合理。因为过多摄入糖和蛋白质,会造成营养过剩,导致肥胖及脂肪肝;对于病情尚未稳定的肝炎或肝硬化患者,过度强调高蛋白饮食,可能导致延长黄疸消退时间,不利于肝细胞的再生及修复,甚至引起病情恶化。

急性及慢性肝炎活动期的患者:宜以清淡、易消化的饮食为主,避免大鱼大肉,也不宜进食过多的糖。

肝炎恢复期患者:随着胃口的好转,可逐步、适量地增加鱼、瘦肉、蛋等食品,以保证患者的蛋白质供给。应做到荤素搭配,在提供动物蛋白的同时,可给予豆制品等植物蛋白,但不宜过量,应控制进食数量,以八分饱为宜,以免加重肝脏负担,延缓疾病的恢复和营养过剩产生脂肪肝。

肝硬化患者：饮食尤其要注意根据疾病的不同阶段、身体状况进行调整。肝硬化代偿期，可适当补充一些高蛋白饮食；但在肝硬化失代偿期的患者，尤其是有肝昏迷或有便秘时，一定要限制蛋白质饮食，要禁食或少食蛋白质（小于20克／天），而且应以植物蛋白为主。

提示

如何烹调？

除了适当的饮食结构，还需要合理的烹调方法。

由于油炸食品使食物中许多营养成分受到破坏，而且油炸食品不易消化，不利于营养的吸收，还可增加脂肪的摄入量，促使肝细胞脂肪变性。对于肝硬化患者，还因油炸食品干燥、粗糙，易引起食道及胃底曲张的静脉破裂出血。

红烧食品也破坏了食物中的多种营养成分并使食物不易消化。

清蒸食品及煲汤，可保留食物的营养成分，而且机体容易吸收。

所以肝炎患者应忌油炸，少红烧，多清蒸、清炒、煲汤等。当然在烹调食物时，应根据各地生活习惯、口味及季节的不同而有所变化，不必强求一致。

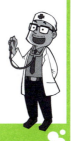

适合乙肝患者饮用的茶

网上盛传柚子皮泡水当茶喝能治乙肝、使乙肝表面抗原转阴的说法。那么,每天把柚子皮水当茶喝,是否真的能治愈乙肝?

据《本草纲目》记载,柚子皮性味辛甘、平,无毒,有行气、消食、化痰的功效。由于柚子皮能理气行气、疏散肝气,因此,对有胸胁胀闷不适的乙肝患者来说,适当食用柚子皮确有一定的缓解作用。

但是,目前还没有科学的证据证明柚子皮对乙肝病毒有抑制作用,网上盛传的柚子皮水能治愈乙肝也许是巧合现象。

不过,乙肝患者在用正规药物治疗的同时,日常配合一些药茶,对缓解症状、提高疗效也有一定的帮助。

保肝理气类药茶　此类药茶主要适用于有两胁胀痛、肝区胀闷、心烦易怒等肝气郁结症状的患者。

柚子皮茶: 每次用柚子皮6~9克,加适量清水煎煮或沸水浸泡,代茶饮用。需记住一点的是,泡茶用的柚子皮不是新鲜的柚子皮,而应是处理过的。

处理方法: 选用表面洁净、有光泽、质地均匀致密、气味清香的柚子皮。先削去其青黄色的表皮(因这层表皮硬涩难吃),将皮下白色的"棉絮"内层用开水泡10分钟,然后捞起用清水泡浸一个晚上。第二天早上,把柚子皮捞起,挤干水分,晒干备用。

保肝降酶类药茶 此类药茶主要适用于谷丙转氨酶、谷草转氨酶异常的乙肝患者。

绞股蓝茶：肝脏功能反复异常，伴疲劳乏力、食欲差的乙肝患者，每次可用绞股蓝15~20克，适量清水煎煮或沸水泡服。

绞股蓝是目前除人参属外，唯一被证实含有人参总苷的植物。现代科学试验证明，绞股蓝对人体有滋补、镇静、抗紧张、促食欲、降转氨酶、延缓衰老、防治癌症等作用。

保肝退黄类药茶 此类药茶主要适用于转氨酶、胆红素升高的乙肝患者。

茵陈茶：茵陈有清湿热、退黄疸的功效。有口渴、小便颜色深黄或短赤、大便秘结、舌苔黄腻等不适的肝炎患者经常服用该药茶，可起到一定的保肝、降酶、退黄及缓解症状的作用。每次可用茵陈20~30克，加适量水煎煮40分钟后去渣取汁，代茶分次饮用。

鸡骨草茶：有黄疸或尿黄、胁肋不舒的肝炎患者，可用鸡骨草15~30克，加适量清水煎煮40分钟后取汁服用。鸡骨草性凉，味甘微苦，具有清热解毒、疏肝止痛之效。

有道是"有是证才用是方"。乙肝患者在服用任何药茶前，最好先咨询一下专业的中医师，并在中医师的指导下使用，才能有的放矢，保证疗效。在喝药茶过程中，最好也定期到中医师那里把把脉，了解一下身体的情况，以便及时调整药茶的方子和剂量。

肝炎患者最适宜吃的水果

水果中含有丰富的维生素,能够为人体补充天然的营养素,因此深受大众喜欢。各种水果,产地不同、营养物质也不同,所以我们平时会根据自己的口味、喜好和需要选择水果,那么,对于肝炎患者来说,哪些水果是适宜的呢?

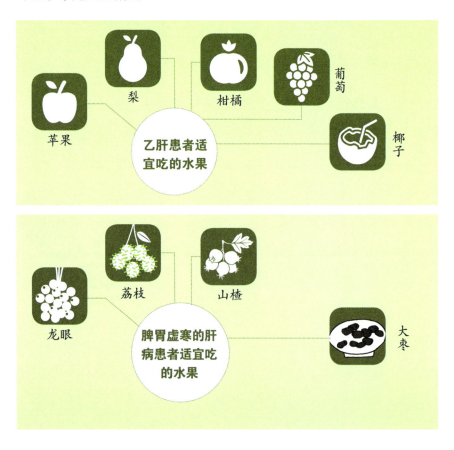

 柿子
 香蕉
 柚
 甘蔗
 桑葚

脾胃虚寒的肝病患者不宜吃的水果

 柑橘
 李子
 椰子
 梅子

肝硬化腹水需利尿者适宜吃的水果

 金橘
 橘饼

肝气郁结者适宜吃的水果

这些水果大多是我们常见并能买到的,既价廉物美,又能补充营养。可是,在食用的过程当中,还有"五要"是需要注意的。

1. 要适量。吃得过多会加重消化道的负担,导致消化和吸收障碍。如橘子吃多了,容易上火,导致大便不爽;梨吃多了,会伤脾胃;苹果、柿子吃多了,大便会干燥。食含酸的杏梅、山楂等更加不宜过量,食用过多会造成反酸烧胃。

2. 水果要新鲜。新鲜水果含大量维生素C等,有护肝作用,而腐败的水果会产生有害物质,加重肝脏负担,并损害肝脏。不新鲜的水果如葡萄还可能导致腹泻,有诱发肝炎活动的危险。

3. 水果要熟透。太生的水果对胃肠有刺激作用。如未熟透的葡萄、苹果中含有较多的酸类,可引起肝炎患者腹痛腹泻。且未熟透的水果在人体里不容易被完全氧化吸收和利用。

4. 要细嚼慢咽。便于消化、吸收。肝硬化更应注意,以免诱发上消化道出血。

5. 水果要洗净。水果中残留的农药、催熟剂,有加重肝脏病情的可能。

另外,除了知道吃什么水果外,还应根据季节的变化选择水果,最好选择当季的水果,如果在冬天,为了防止吃冷水果带来的影响,最好经温暖后再食用。

慢性病毒性肝炎食疗方

中医认为，慢性肝炎的病因有内因和外因。外因多由感受湿热疫毒之邪所致，内因则与患者正气虚弱有关。慢性肝炎的食疗也应辨证施治，具体方法如下述：

鸡骨草煲猪脾汤：鸡骨草30克，猪脾脏150克，生姜6克，共煮成汤饮用。

鸡骨草性味甘凉，能清热祛湿、舒肝止痛。猪脾脏能补脾胃之气。二者合用有清热祛湿、舒肝补脾的作用。

此方适用于本病的**肝胆湿热型**，证见口苦、食欲不振、恶心、目黄、舌苔黄腻。

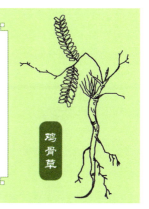
鸡骨草

佛手陈皮牛肉汤：佛手15克，陈皮6克，牛肉100克，生姜6克，大枣6枚，煮30分钟即可。

佛手味辛、苦，性温，清香浓郁，既可疏肝解郁，又善理气和中，且药性平和、芳香开胃，为药食两用之佳品。牛肉性温味甘，有补脾胃、益气血、强健筋骨、利水消肿作用，是补益食疗之佳品，具有滋元补身之功。综观本方有疏肝解郁、补益脾胃的功用。

此方适用于本病的**肝郁脾虚型**，证见胁部胀痛，因情志变化而增减，胸闷气短，常嗳气，舌苔薄白。

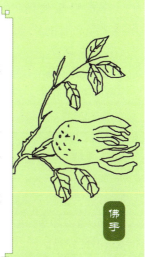
佛手

板蓝根败酱草田螺汤：板蓝根 20 克，败酱草 15 克，田螺 250 克，生姜 6 克，煎煮 30 分钟即成。

田螺肉质细嫩，味道鲜美，是美味佳肴。其味甘性寒，有清热、明目、利水、通淋的功效，烹煮时先将田螺用清水养 2 天，以吐净泥污，在水里滴上几滴植物油，将田螺壳尖尾端剪去或去掉螺盖。这样不但吃的时候容易啜出螺肉，还容易让味道渗进螺肉中。板蓝根味苦性寒，能清热解毒、凉血。败酱草苦寒清泄，辛散行滞，有清热解毒、消痈排脓之功。故综观本方有清利湿热的功用。

此方适用于本病的**脾胃湿热型**，证见头重身困、腹胀、大便稀烂、食欲差、舌苔厚腻微黄。

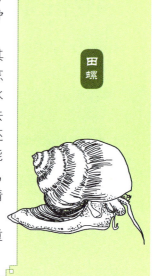
田螺

贞杞兔肉汤：女贞子 20 克，枸杞子 20 克，兔肉 150 克，生姜 6 克，大枣 6 枚，熬煮 30～45 分钟。

女贞子味甘、苦，性凉，补肝肾阴，药力平和，须缓慢取效。枸杞子味甘，性平，质滋润，为滋补肝肾、养血补精、明目之良药。兔肉，《本草纲目》中记载："辛平无毒、补中益气，主治热气湿痹，止渴健脾"，能"凉血、解热毒，利大肠"。

此方适用于本病的**肝肾阴虚型**，证见胁部隐痛、遇劳加重、口干咽燥、心中烦热、头晕目眩、舌红少苔。

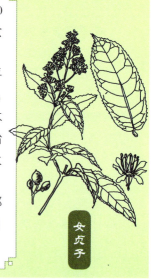
女贞子

三七瘦肉汤：三七 10 克，瘦肉 150 克，生姜 6 克，大枣 6 枚，煎煮 30 分钟。

三七，性温，为化瘀良药，又善止血，有止血不留瘀、化瘀不伤正之特点。《玉楸药解》说它能"行瘀血而敛新血"。猪瘦肉味甘、咸，性平，有滋补肾阴、滋养肝血、润泽皮肤等功效。

此方适用于本病的**气滞血瘀型**，证见胁部刺痛，痛有定处，入夜更甚，舌质紫暗。

三七

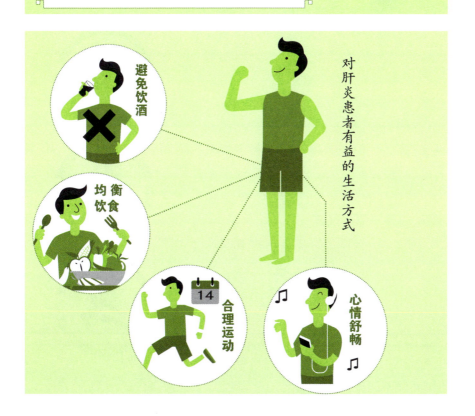

对肝炎患者有益的生活方式

避免饮酒

均衡饮食

合理运动

心情舒畅

PART 2 运动

肝炎患者宜静养还是运动

肝炎患者确实不适合进行剧烈的、长时间的运动,尤其是竞技性运动,如马拉松、各种球类比赛等,但一般性的活动还是可以参加的。

对于年轻人来说,偶尔打篮球、踢足球是可以的,但应该以不疲乏和不劳累为度。当然,平时的规律运动,应该是相对比较温和的,如散步、慢跑、游泳、太极拳等,都是不错的选择。

那么,什么样的肝炎患者需要静养呢?当肝功能(谷丙转氨酶)超过正常的2倍(80单位/升)时,患者就应该避免剧烈劳动;超过3倍时,患者应该以休息为主,不宜操劳;超过5倍以上时,患者应该乖乖地躺在床上休息,尽量做到"两耳不闻窗外事"。

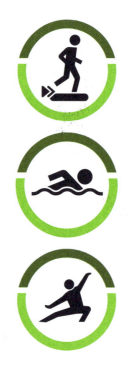

宜慢跑、游泳、太极拳

哪些运动对乙肝患者不利

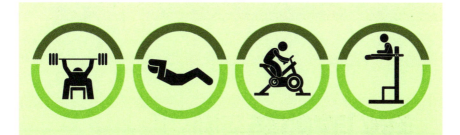

这些运动对乙肝患者不利：仰卧起坐、俯卧撑、踏自行车、双杠、单杠、举重

乙肝等慢性肝病患者，待病情稳定后，需要通过运动来增强机体的功能。运动不仅能促进新陈代谢，增加机体抵抗力，还可以改善患者的心理状态，调节情绪，达到精神物质双丰收。

运动一定要适度，即使症状已完全消失、肝功能也恢复正常，仍应避免紧张且对抗性强的剧烈运动，尤其是仰卧起坐、俯卧撑、踏自行车等腹肌锻炼。千万不要忘记，肝脏就住在腹腔，当我们进行剧烈的腹部运动时，腹腔的容积是忽大忽小地交替变化的，肝脏如同受到强力"按摩"，肝脏包膜受到牵拉，因而可能出现肝区不适感；还会加快血液循环，使肝脏充血，对疾病恢复不利。

同样，慢性肝病患者也不宜做双杠、单杠、举重等运动，因为这些运动需要屏气用力，同样会使腹肌过分紧张。

慢性肝病患者应该选择腰腹部放松的运动，如在站立时做转体运动、前俯运动等，但要注意幅度不宜过大，要轻松，呼吸自然地完成动作。

PART 3 药物

我们吃的药到哪里去了

肝脏是人体最重要的解毒器官,是药物浓集、转化、代谢的最主要器官,尤其是口服药,由胃肠吸收后便进入肝脏。只见肝脏不慌不忙地把药物揽入自己怀中,借助于自己的各种酶类,使用将药物氧化、还原、甲基化、乙酰化等多种"战术",让它们和葡萄糖醛酸等体内本来就存在的物质相结合,把它们变成无毒的物质,最终将其排出体外。

因此,这个解毒器官里面,药物的浓度也最高,远高于血液及其他器官。"是药三分毒",一旦药物或者药物的代谢产物有一定的毒性,肝脏就首当其冲,引起肝组织细胞发炎、胆汁淤积等肝脏损害。

因此,对于乙肝患者来说,当医生给你治病用药时,一定要把情况告知医生,尽量避免使用有损肝功能的药物,并根据肝肾功能的状态,选择合理的药物及其剂量,同时采取适当的护肝措施。

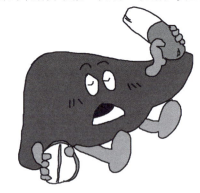

爱肝脏，"药"小心

究竟哪些药物可以引起肝损害？据报道，目前至少有 600 种药物可引起药物性肝损伤。下面就以最常用的药物给大家提个醒。

抗结核药物：利福平、异烟肼等。
抗生素类：红霉素、螺旋霉素等大环内酯类，四环素类。
抗精神病药物：如氯丙嗪、奋乃静。
抗抑郁药物：如阿米替林。
镇静安眠药：苯巴比妥、眠尔通等。
降糖药物：如优降糖、拜糖平等。
心血管用药：如异搏定、安搏律定等。
一些抗甲亢药物以及抗肿瘤药等。

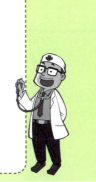

中药也有肝毒性

还有一个不得不提的问题：千万别天真地认为中药制剂纯天然而无毒副作用。

其实某些中药及其制剂本身就具有肝肾毒性，最明显的就是那些含金属及类金属的中药及其制剂了，如朱砂（含汞）、雄黄（含砷）、里锡丹（含里锡、雄黄）等。

易引起肝损害的常见中药有：青黛、川楝子、山豆根、苍耳子、鱼苦胆、千里光等。

值得提醒的是，某些所谓"偏方""祖传秘方"并不能根治乙肝，相反，一些方剂由于药物成分复杂，可能会导致药物性肝炎而加重肝损害。

PART 4 春季宜养肝

春季,春暖花开,万物复苏,肝木升发之气旺盛。这是一个适宜养肝的季节。此时,若不好好伺候你的肝脏,则容易生病。例如,升发之肝气容易激活肝炎病毒,因而肝炎多在春季发生或复发。

省酸增甘,以养脾气

春季,人体阳气渐旺,此时宜选择甘平或甘温的食物和药物来补益阳气、健脾和胃,并适当吃一些具有升发、疏理肝气的东西,如春笋、香椿、春韭、豆芽、豆腐、麦、大枣、胡萝卜、菠菜、荠菜、芹菜、荸荠、枸杞子、菊花、五指毛桃、黄芪等。

春天食疗讲究"省酸增甘,以养脾气",即适当减少酸味食物,增加甜味食物。酸味助肝,甜味助脾。

心情畅顺,比什么都重要

春季养肝的要领——养神,而春季养神的重点在于畅神。

中医认为肝属木,喜条达,恶抑郁,与春天升发之气相应。人顺应春季阳气升发之势,多在户外活动,以使形体舒缓;远眺以宁心调神;唱悠扬嘹亮的歌曲来抒情。这样做的最终目的,就是令心情畅顺。

肝病最主要的临床表现之一就是情绪方面的异常,患者常发无名火,按中医讲就是"肝火旺""肝郁气滞"。对于肝病患者来说,更应随时保持心情愉快,过喜、过怒等异常情志刺激都会损伤肝脏。

清热解毒,慎用

常无端端发脾气等情绪变化,被认为是肝病的表现之一。所以,很多人认为清热解毒是很好的治疗方法。

但是,春季阳气升发而不旺盛,应该小心固护。若随便用清热解毒药,无异于在小火苗上浇一盆冷水,不仅对健康之人不利,对患病之体更是雪上加霜。

例如肝炎患者,常误认为清热解毒等于抗病毒,往往不加辨证就大量或者长时间应用清热解毒药,结果适得其反。因为肝炎有肝郁气滞、肝脾不和、脾弱气虚、肝肾阴虚等多种证型,要采用不同的药物来治疗。清热解毒药只适用于因热毒炽盛而引起阳黄的患者,在临床上多表现为黄疸型肝炎。所以,绝大部分患者不适用清热解毒法。

坚持练"嘘"字功

春季人体阳气不稳,较易散泄。因此,人们在锻炼时要注意控制运动量,以参加活动量小的运动为宜,做到微微汗出,形劳神不倦,以运动后精力充沛、身体轻松为度,避免大汗淋漓使阳气受损。一般可选择简单易行的活动,如太极拳、散步、慢跑、跳绳、健身操及放风筝等等。

春季常练"嘘"字功有助于养肝护肝:两脚自然分开站立,采用腹式呼吸,用鼻吸气,用口呼气;吸气时两唇轻合,舌抵上颚;呼气时收腹、提肛,同时发出"嘘"音,并尽力瞪目。这个方法适宜早晚各做一次,相当简单。

建议肝病患者天天坚持练"嘘"字功,练习时音调要柔细匀长,使气呼尽,嘘后调息时要闭目凝神。如此,可达到疏肝、明目的作用。

PART 5　一剂被忽视的乙肝"特效药"

情绪,是怎样影响疗效的

身为乙肝患者,不仅要面临病情可能进展的危险,同时要面对歧视和冷遇等心理上的创伤。

有时心理上带来的创伤远远大于疾病本身带来的身体伤害,歧视的行为使患者产生压抑、焦虑、孤独、恐惧等一系列心理障碍。

这些障碍促使大脑皮层产生过度的兴奋和抑制,使人体指挥中枢工作紊乱,其下属结构——皮层下中枢管理的消化、血液循环、呼吸、内分泌、免疫系统等人体的各种基本功能混乱。

目前治疗肝病没有特效药物,即便有一些有效药物,也需要选择好合适的适应证,如果患者是在恐惧或焦虑精神状态下服用药物,效果往往不佳。

关爱,来自家庭、社会和医护人员

治疗乙肝是一项长期而艰巨的任务,合理用药只是获得满意疗效的手段之一。而来自于社会和家庭的关爱,是彻底治愈乙肝必不可少的良策。

关爱，可以使乙肝患者消除抑郁、忧愁和闭锁的心态，使情绪稳定，精神饱满，人体各个系统处于良好的状态，有利于药物的吸收，使药效达到最佳状态。

肝病患者首先需要来自于家庭的关爱和温暖。乙肝患者最需要的是亲人的帮助和体贴，亲人的照料和安慰不仅是情感上的支持，更重要的是体现在各项实际行动之中。

肝病患者其次需要来自于社会的关爱和温暖。社会关爱首先要做到的就是消除歧视和误解，像对待正常人一样对待乙肝患者，给予乙肝患者平等的上学、就业机会，从根本上废除种种不合理和不科学的限制。

肝病患者同样需要医护人员的关爱和温暖。肝炎患者往往欠缺相关常识和正确的认识，各种媒体以及一些患者相互之间传递错误的"肝炎知识"，诸如"'大三阳'很可怕""一旦得了肝炎一辈子也好不了""肝硬化活不了多长时间"等等，使原来忧虑重重的患者受到消极暗示后，越发消极起来，甚至有的患者产生了绝望心理。

医护人员要给患者正确的知识引导。其实，"大三阳"患者经过合理治疗、休息后，随着病毒的抑制和肝功能的好转，绝大部分"大三阳"和"小三阳"的患者病情能够稳定，乙肝病毒复制不活跃，传染性也不太强，能保持正常的工作和生活。

乙肝患者，信心是最好的药物

在乙肝患者的队伍里，有这样一些人，他们每天过度担忧，到处找偏方、寻秘籍，一点不对劲就大惊小怪，这也很影响治疗效果的。

还有这样的患者，觉得自己带有病毒，不是个正常人，就不恋爱、不结婚，生怕害了别人。其实他是对乙肝有认识方面的误区，慢性乙型肝炎患者只要经过合适的治疗，把病情控制好，是可以正常生活的，只要阻断乙肝的传播途径，结婚、生育也是可以的。

乐观健康的心态对肝病患者来说至关重要,乙肝患者应胸怀宽广,冷静乐观。如果一味地认为患了乙肝后生活无望的话,只会加重病情,延误治疗。

当然,由于慢性肝炎的治疗时间,特别是抗病毒药物治疗的时间一般都比较长,部分患者可能会出现疗效暂时不佳或起效较慢的情况,这时候就特别需要树立信心,相信科学,配合医生治疗,坚持用药。

乙肝治疗是一个漫长的过程,先给自己打一针"信心针"是很有必要的。慢性乙肝并不可怕,长期有效的抗病毒治疗可以让大多数人的病情控制好。

充满信心,保持心情舒畅,对于患者来说是一味最好的"愈肝药"。

本章小结

1. 乙肝患者滴酒不能沾。"要酒,不要命;要命,就不能要酒"。

2. 肝炎患者饮食上应忌油炸,少红烧,多清蒸、清炒、煲汤等。

3. 食疗对疾病有辅助治疗的作用。但绝不能代替药疗,治病的大任还是得靠药物帮忙。

4. 肝病患者天天坚持练"嘘"字功,有助于养肝护肝。

5. 忧伤脾,怒伤肝。乙肝患者要保持健康乐观的心态,以平常心对待疾病和生活。

6. 慢性乙肝不可怕,要树立信心。长期有效的抗病毒治疗完全可以控制病情。

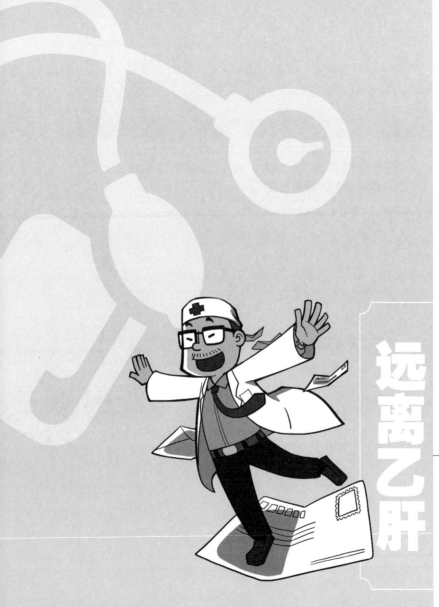

远离乙肝 预防篇

PART 1 乙肝疫苗：人体抵御病毒的"防火墙"

《慢性乙型肝炎防治指南》（以下简称《指南》）：接种乙肝疫苗是预防乙肝病毒感染的最有效方法。

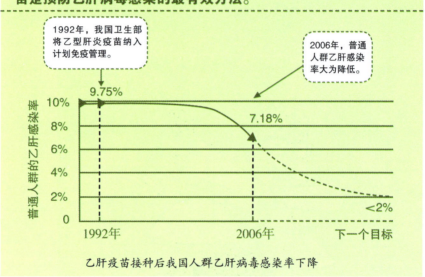

乙肝疫苗接种后我国人群乙肝病毒感染率下降

乙肝疫苗是新生儿计划免疫的重要疫苗之一。自1992年卫生部将乙肝疫苗纳入儿童计划免疫管理，提倡所有新生儿接种乙肝疫苗以来，我国普通人群乙肝感染率（HBsAg阳性率）大大降低，从9.75%（1992年）降至7.18%（2006年），5岁以下儿童HBsAg阳性率由10.2%（1992年）降至0.96%（2006年）。

2015年版《指南》给出的数字更是振奋人心：2014年中国疾病控

制中心（CDC）对全国1～29岁人群乙型肝炎血清流行病学调查结果显示，1～4岁、5～14岁和15～29岁人群HBsAg检出率分别为0.32%、0.94%和4.38%。

可见，乙肝疫苗是控制乙肝感染的最佳法宝。

乙肝疫苗接种方案

接种对象	·新生儿、婴幼儿。 ·15岁以下未接种过乙肝疫苗的人群。 ·高危人群（医务人员，经常接触血液的人员，托幼机构工作人员，接受器官移植患者，经常接受输血或血液制品者，免疫功能低下者，HBsAg阳性者的家庭成员，男男同性性行为、有多个性伴侣者，静脉内注射毒品者等）。
接种办法	·全程需接种3针，按照0、1、6个月程序，即接种第1针疫苗后，间隔1个月及6个月注射第2针及第3针疫苗。 ·新生儿接种第1针乙肝疫苗要求在出生后24小时内，越早越好。
接种部位	·新生儿为臀前部外侧肌肉或上臂三角肌肌内注射。 ·儿童和成人为上臂三角肌中部肌内注射。
接种剂量	·新生儿：10微克重组酵母乙肝疫苗。 ·成人：20微克重组酵母乙肝疫苗或20微克仓鼠卵巢细胞重组乙肝疫苗（CHO）。

疫苗接种**那些事儿**

注射乙肝疫苗后不产生抗体怎么办

按目前推荐的"0、1、6个月"免疫程序接种,绝大多数人会取得较好的免疫效果,但仍有 5%～10% 的人群血清中表面抗体滴度为阴性或达不到保护阈值,医学上称为无免疫应答或弱免疫应答者。

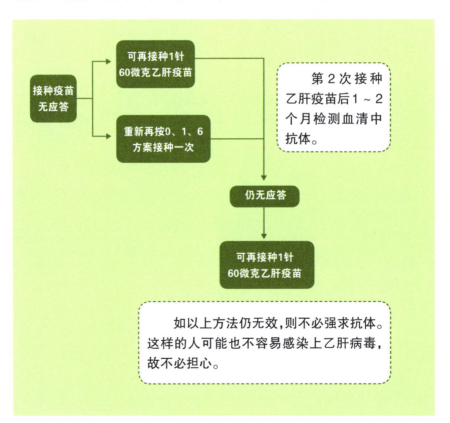

接种乙肝疫苗后的免疫力可维持多久

接种乙型肝炎疫苗后有抗体应答者,抗体的保护效果一般至少可持续12年,因此,一般人群不需要进行抗体(HBsAb)监测或加强免疫。但对高危人群可进行抗HBsAb监测,如HBsAb小于10毫国际单位/毫升,可加强免疫。

目前,医学界有一种观点认为,乙肝抗体是有记忆的,只要你曾接种乙肝疫苗并产生抗体,即便日后的抗体水平很低,当身体接触到乙肝病毒时,乙肝抗体水平还是会自动升高的。

当然,有些人若实在担心,也可定期查一下再考虑是否加强免疫。通常,若乙肝抗体水平一直在10毫国际单位/毫升以上,可每隔3~5年检查1次;当低于10毫国际单位/毫升时,加强免疫1次也无妨。

疫苗接种时间需要严格遵守吗

目前,接种乙肝疫苗一般是按"0、1、6(月)"方案进行。但不少宝宝也会因为生病等原因不能按时接种,于是家长们会担心如果时间不准,会不会影响接种效果。

有人统计,注射第1针疫苗后,30%~48%的宝宝体内会产生乙肝病毒抗体,第2针后产生抗体的人上升到78%~90%,第3针后产生抗体者可达90%~96%。

因此,第1针乙肝疫苗的注射时间是最严格的。我国计划免疫规定,应该在出生24小时内注射,世界卫生组织则规定最好在12小时内接种。打第2针或第3针的时间提前或推迟5~10天,接种效果不会受太大影响。

但不能延误太久,因为宝宝在1岁之内,几乎每个月都有预防接种的安排。免疫程序(指接种时间、疫苗和先后顺序等)都是经过科学研究的,如果不按时注射,导致几种疫苗接种的时间太近,有可能影响效果或带来不良反应。

意外接触了乙肝患者的血怎么办

当有破损的皮肤或黏膜意外接触 HBV 感染者的血液和体液后,不要过于紧张,及时采取措施,才是最重要的。

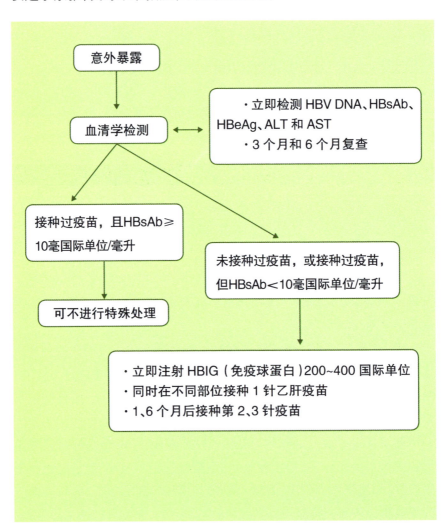

意外暴露 → 血清学检测
- 立即检测 HBV DNA、HBsAb、HBeAg、ALT 和 AST
- 3 个月和 6 个月复查

接种过疫苗,且 HBsAb ≥ 10 毫国际单位/毫升 → 可不进行特殊处理

未接种过疫苗,或接种过疫苗,但 HBsAb < 10 毫国际单位/毫升 →
- 立即注射 HBIG(免疫球蛋白)200~400 国际单位
- 同时在不同部位接种 1 针乙肝疫苗
- 1、6 个月后接种第 2、3 针疫苗

PART 2
乙肝父母：生孩子，不碍事

养育一个健康小宝宝，是天下所有年轻父母的共同心愿，而 HBsAg 阳性夫妻（一方或双方）对这一问题尤为关心和重视。那么携带乙肝病毒的夫妻应采取什么措施才能生个健康宝宝呢？

一位"阳妈妈"的**生育经历**

在医院的预防保健科，张小娟拿到 10 个月大的儿子皮皮的体检报告，看到上面写着"乙肝表面抗原（－），乙肝表面抗体（＋）"时，不禁激动得热泪盈眶。因为儿子不但没有感染上乙肝，而且还对乙肝有免疫能力。将近两年因担忧儿子从自己这里感染上乙肝而悬着的心，终于放下来了。

作为一个乙肝病毒携带者，张小娟经历了许多乙肝患者都可能遇到过的歧视：上学时同学的疏离，找工作时常因此被拒，结婚时婆婆的极力反对……幸运的是，张小娟与丈夫的感情坚定，经丈夫反复解释，做思想工作，婆婆终于答应了两人的婚事。但是，面对生育这个问题时，两人的底气就不那么足了。

保护宝宝免受感染的路是多么漫长啊！张小娟翻阅着往日的日记，一幕幕往事像电影一般在脑海里放映。

周二，晴，孕前咨询

昨晚和老公商量了一晚，都结婚一年多了，应该考虑生个宝宝了。但是自己这样的身体，到底适不适合怀孕呢？今天上午我们去妇产科咨询。医生给我做了妇科检查，说可以生育，但她叮嘱我们再去咨询肝病科医生，进行一次认真全面的体检，评估一下我现在的身体状态是否适合怀孕。

下午我们又去了肝病门诊。肝病科医生详细询问了我的病情后，叫我抽血查乙肝两对半、肝功能、HBV DNA 等，又给我做了肝胆B超检查。要3天后才有报告，真担心结果会怎样。

周五，晴，确定可以怀孕

今天很开心，医生说我只是乙肝病毒携带者，现在检查肝功能正常，B超检查没有发现肝硬化之类的异常，可以怀孕。但他又说，怀孕后要定期产检和监测肝功能情况。我又向他咨询了日常生活应注意的事项，他都耐心地一一回答我。

他说我要多休息，要睡好，不要焦虑，别熬夜。饮食方面要注意营养，豆类、奶类、鱼虾等富含优质蛋白和易消化的食物要多吃，还要多吃新鲜蔬菜和水果，以补充维生素，不要吸烟、饮酒，浓茶、咖啡和油腻的食物最好不要碰。我都一一记下来了。

周一，阴天，要不要打免疫球蛋白

已经怀孕28周，今天产检时做了三维彩超检查，医生说宝宝一切正常。之前上网查过，乙肝的母婴传播主要有三个可能环节，第一个环节是宝宝在妈妈肚子里的时候，叫宫内感染。有的网上资料主张，在孕28周、32周、36周时各注射一次乙肝免疫球蛋白，也有的人说不要打，打了反而不好。那到底该打还是不该打呢？

给我产检的医生说，现在多数医生不支持应用这种方法。我国颁布的《慢性乙型肝炎防治指南》也没有写入这种"给孕妇注射乙肝免疫球蛋白"的方法。

当然,我也就没有打这种乙肝免疫球蛋白。但我还是很担忧,怀孕至今,一直都没经过什么特别治疗,宝宝能避开病毒的感染吗?

周二,多云,入院待产(补写)

今天是孕39周,早上见红,下腹有点隐痛,医生叫我入院待产。医生问我打算怎样生,是阴道试产还是剖宫产,我告诉她我有乙肝,如果顺产是不是会让宝宝接触到很多羊水、血液和分泌物等而感染乙肝?剖宫产会不会更好些?

医生解释说:"的确是这样,但是剖宫产手术时出血较多,婴儿暴露于大量被污染的母血中,同样不能降低感染率。其实临床研究发现,就乙肝孕妇而言,剖宫产和自然分娩这两种方式,并没有说哪种更安全或更容易引起感染。"

医生劝慰我,说不需要过多考虑乙肝这个因素,只要个人身体条件、胎儿情况许可就可以顺产。她又说,我的骨盆大小等各方面条件都不错,具备顺产的条件。我和老公商量后决定试一下顺产。

尽管做了决定,但我仍疑虑重重,忍不住又叫来医生:"医生,我怀孕的时候没有用乙肝免疫球蛋白防止宝宝感染,又说不清用哪一种分娩方式,可以使宝宝减少接触被乙肝病毒污染的环境的机会,那岂不是一点办法都没有?宝宝出生后,不就难以避免要成为'阳宝宝'了?"

医生笑着安慰我:"其实,我们对付乙肝传染给宝宝的撒手锏是出生后的免疫治疗。通过及时给宝宝注射乙肝免疫球蛋白和乙肝疫苗,可以有效防止90%的传染可能。我们会在宝宝出生12~24小时内给他注射乙肝免疫球蛋白和乙肝疫苗的,你就放心吧。"我稍微安心了些,然后,令人难以忍受的阵痛开始了……

周四，晴，产后喂奶

宝宝出生第二天。熬过了艰辛的阵痛，终于顺利诞下3.25千克重的可爱、健康的儿子皮皮。健康？应该是健康的吧，医生说已经及时给他注射乙肝免疫球蛋白和乙肝疫苗了，但要到半岁时打完第3针乙肝疫苗后两三个月，才能化验得出具体结果。今天有奶水了，看着儿子红扑扑的小脸蛋，很犹豫，要不要给他喂奶呢？乳汁里可能也有乙肝病毒啊。赶紧问医生，医生说宝宝只要在出生12小时内注射了乙肝免疫球蛋白和乙型肝炎疫苗，是可以接受乙肝表面抗原阳性母亲哺乳的。好，就让小皮皮吃营养丰富的母乳吧。

周五，晴天，保卫战宣告成功

今天拿到皮皮的体检报告，很开心她能够远离乙肝的困扰，健康成长。希望所有的"阳妈妈"都能得到正确指引，打赢这场乙肝反击战，生育一个健康的宝宝，拥有幸福美满的家庭。

> **Tips**
>
> **什么情况下不宜怀孕**
> 1. 急性肝炎。
> 2. 慢性肝炎活动期（肝功能不正常，HBV DNA阳性）。
> 3. 肝硬化。
>
> **何时可以怀孕**
> 乙肝病毒携带者，只要肝功能正常，就可以考虑怀孕。

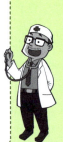

病情稳定才宜怀孕

乙肝病情控制不稳定的，尤其是肝功能不稳定的女性，最好暂时不要怀孕。因为肝脏功能异常，仅仅应付患者自身尚且十分勉强，如果此时怀孕，就意味着一个肝脏同时担负母子双方的需要，怎能不险象环生？而且母体肝功能不好，也易造成胎儿营养不良，影响胎儿发育。

把乙肝病情控制稳定，能减少孕期使用药物的机会。作为孕妇，如果在怀孕过程中乙肝病情恶化，有时甚至不得不应用一些可能对胎儿有致畸作用的药物，到时将会左右为难，骑虎难下。

> **Tips**
>
> **怀孕期间如何监测**
>
> 怀孕过程中，一定要注意休息，除了定期产检外，还须每一两个月进行肝功能检查，如出现肝功能异常，应尽快到肝病专科进行咨询和治疗。还应该行 HBV DNA 定量检查。

母婴传播主要有三种途径

宫内感染：即胎儿在母体内受到感染。胎儿发生宫内乙肝病毒感染的概率在 5% 左右。要明确的是，宫内传播并非遗传。

那么，宫内传播是怎么发生的？目前还不太清楚。其中有一种可能——子宫和胎盘间发生很小的错位性损伤，如孕妇受到某种剧烈颠簸，子宫和胎盘间的微细血管破裂，母亲的血液流入胎儿体内，即会发生传播。

可见，患乙肝的准妈妈应避免剧烈运动，避免坐在公交车后排或颠簸的交通工具上。

产时感染：即在分娩过程中传播。胎儿通过产道时，接触了含有乙肝病毒的母血、羊水、阴道分泌物，或在分娩过程中，因子宫收缩使胎盘绒毛血管破裂，致使少量母血渗入胎儿血循环而引起感染。产时感染是母亲传播乙肝病毒给孩子的主要途径。

产后感染：指通过哺乳和生活中密切接触传播。

产时感染和产后感染，可以通过新生儿的疫苗接种和注射免疫球蛋白进行有效阻断。

分娩后处理，有效阻断母婴传播

《慢性乙型肝炎防治指南》（以下简称《指南》）明确规定：对 HBsAg 阳性母亲的新生儿，应在出生 24 小时内（最好在出生 12 小时内）尽早注射乙型肝炎免疫球蛋白（HBIG），剂量应大于或等于 100 国际单位，同时在不同部位接种 10 微克重组酵母乙肝疫苗，在 1 个月和 6 个月时分别接种第 2 针和第 3 针乙肝疫苗，可显著提高阻断乙肝病毒母婴传播的效果。

不推荐孕妇妊娠后期注射乙肝免疫球蛋白

很多人也许听说过，孕妇在妊娠第 7、8、9 三个月时注射乙肝免疫球蛋白，可降低胎儿的感染率。但《指南》中并未推荐。因为其是否有效，仍缺乏充分的循证医学证据。

实际上，预防乙肝母婴传播，最关键还是上述分娩后的有效处理。

新《指南》：病毒水平高的"阳妈妈"，建议孕后期抗病毒

许多研究表明：母婴传播率与分娩时产妇血清中的病毒水平相关。HBV DNA 大于 10^7 拷贝/毫升，即使规范而充分地进行新生儿免疫，仍有 20% 的失败率。

近年来有许多研究发现：妊娠晚期服用抗病毒药物，可以有效降低母亲 HBV DNA 水平，提高母婴阻断成功率。而且妊娠晚期胎儿的发育已经成熟，不会引起胎儿器官缺陷。

因此，2015 年版《指南》规定：孕妇在妊娠中后期检测的 HBV DNA 大于 2×10^6 拷贝/毫升时，在与患者充分沟通，知情同意的基础上，可于妊娠第 24～28 周开始进行抗病毒治疗。建议产后停药，停药后可以母乳喂养。

"阳妈妈"也提倡母乳喂养

母乳是婴儿最好的食品。母亲给孩子哺乳，不仅有利于孩子的营

养,也有助于建立母亲与孩子间的亲密关系。

《指南》规定,新生儿在出生12小时内注射乙肝免疫球蛋白和乙型肝炎疫苗后,可接受HBsAg阳性母亲的哺乳。

原因是乙肝病毒主要经破损的皮肤和黏膜进入血液传播,不是经消化道传播的。同时,也有流行病学对照研究证实,只要出生后立即注射乙肝免疫球蛋白和乙肝疫苗,母乳喂养与非母乳喂养的婴儿,感染乙肝病毒的危险性没有差异。

在妊娠后期进行抗病毒治疗的产妇,可产后停药,停药后可以母乳喂养。

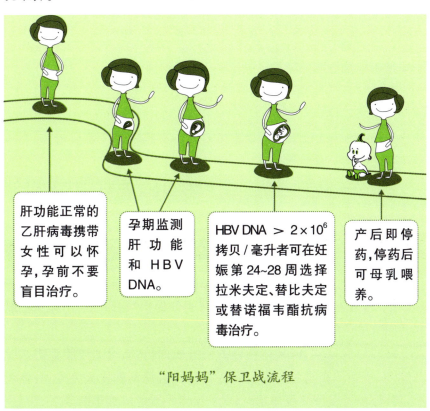

肝功能正常的乙肝病毒携带女性可以怀孕,孕前不要盲目治疗。

孕期监测肝功能和HBV DNA。

HBV DNA $> 2 \times 10^6$ 拷贝/毫升者可在妊娠第24~28周选择拉米夫定、替比夫定或替诺福韦酯抗病毒治疗。

产后即停药,停药后可母乳喂养。

"阳妈妈"保卫战流程

"阳爸爸"，无须担心

父婴传播存在吗

乙肝的父婴传播与母婴传播不同。母婴传播如上所述，是母亲体内的乙肝病毒有可能在孩子出生前或出生时就感染孩子，使孩子一出生即成为乙肝病毒感染者。因此，母婴传播也被称为"垂直传播"。

父婴传播是孩子出生后，由于对乙肝病毒缺乏免疫力，通过与乙肝父亲密切接触而感染的。被称为"水平传播"。

有人说，乙肝病毒可能藏在精液或精子里，使宝宝感染乙肝病毒。这种说法站不住脚。假如精子可传播乙肝，那卵子受精时乙肝病毒感染应该已经发生，婴儿出生将不可避免地已经感染乙肝病毒，乙肝疫苗也不可能起到预防作用。

而事实是：新生儿出生后立即接种乙肝疫苗是可以预防父婴传播的。

父婴传播是可以预防的

阻断乙肝父婴传播的最有效办法就是孕前干预。

第一，女方孕前成功获得抗体，可有效保护孕妇和胎儿，减少乙肝病毒感染的可能性。

许多研究证实，母亲体内若有乙肝表面抗体，可通过胎盘进入胎儿体内，使胎儿在出生时就已经存在对乙肝病毒的先天免疫力，在乙肝疫苗还没有发挥免疫作用时，保护宝宝不受乙肝病毒感染。

第二,预防父婴传播的方法是按照计划免疫措施,及时给新生儿接种乙肝疫苗,即孩子一生下来,就立即接种乙肝疫苗。

治疗期间能让妻子怀孕吗

正在应用干扰素抗病毒治疗的乙肝男性患者,应在停药后 6 个月再考虑生育。

如果是用核苷类药物治疗,目前尚无证据表明核苷类药对精子有不良影响。但由于核苷类药物都没有做过人体的致畸临床试验,也不可能做这样的临床试验,致畸的概率可能很低,但谁也不敢保证一定不会致畸。因此,可以医患充分沟通后,考虑生育。

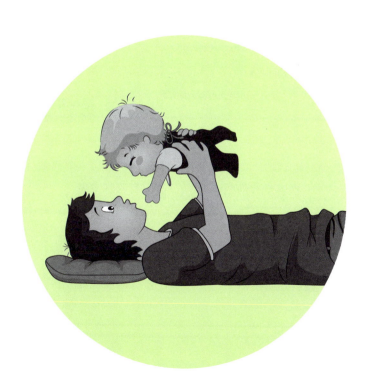

PART 3 家有乙肝患者

肝炎患者如何做到和家人亲密有间

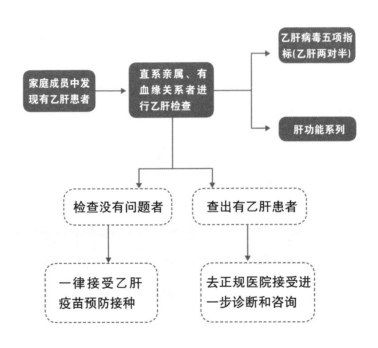

乙肝患者，如何保护自己和爱人

性生活是夫妻生活的重要组成部分，乙肝患者如果不分青红皂白就禁欲，那是不对的。但是，毕竟有病在身，夫妻性生活要有节制，双方都应理解和遵守。

急性乙肝、慢性乙肝急性发作、慢性活动性乙肝、活动性肝硬化患者都应暂时避免房事。若此时放纵性生活，可以引起肝病加重。

乙肝病毒携带者、轻度的慢性乙肝、静止期的肝硬化患者可以进行房事，但应控制频度。在肝功能波动期间，如血清转氨酶、胆红素上升等时应该暂时停止夫妻生活。

乙肝患者进行性生活要掌握适度原则，其原则以同床后第二天无疲乏感作为标准。如房事后第二天感到疲倦、腰酸乏力、食欲不振等，即提示性生活过度，应自觉延长间距或暂停性生活。

对于乙肝患者的配偶，防护措施一定要到位，乙肝患者的配偶一定要进行乙肝疫苗接种，只有配偶产生了表面抗体，才能确保万无一失。

一般来说，配偶一方如没有进行上述保护措施，则必须使用避孕套等防护工具才可进行性生活。因为乙肝患者的精液、血液或阴道分泌物都可能含有乙肝病毒，可以借性生活相互传染，感染率达10%～15%。

因此，乙肝患者并非一定要禁欲，但也必须在防护安全的情况下，保护好自己和爱人，为自己负责也为家庭负责。

经典答疑

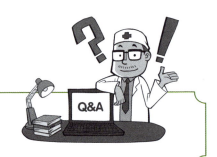

◆问:育龄期想怀孕的乙肝妇女如何进行抗病毒治疗?

答: 对于打算怀孕的育龄女性来说,如果肝功能、HBV DNA 水平、自身免疫水平在干扰素适应证范围,没有甲亢、精神病等禁忌证,建议首选干扰素进行抗病毒治疗。

干扰素具有调节免疫功能和直接杀灭病毒的双重功效,它还有一个优点就是疗程固定,容易停药。它的疗程一般为 1 年,1 年后不管治疗情况如何,均可停药。

完成疗程,若能获得肝功能正常、e 抗原转换(即 e 抗原转阴,e 抗体出现)和 HBV DNA 转阴,则可以认为已经取得抗病毒治疗的满意疗效,这种情况下怀孕,风险变得非常小,而且由于病毒载量低,使得发生母婴传播的可能性也变得相当低。

当然,如果达不到上述满意疗效,最低要求是肝功能复常,且稳定半年。怀孕后若肝功能有起伏,但转氨酶并不太高,可于妊娠期间在医生的指导下酌情应用保肝药物,但要避免使用可能致畸的药物。

◆问：抗病毒治疗期间意外怀孕怎么办？

答：如是应用干扰素治疗，建议终止妊娠。

如是应用口服核苷类药物：若应用的是妊娠 B 级药物（替比夫定或替诺福韦酯）或拉米夫定，需要和医生充分沟通，权衡利弊，可继续治疗与妊娠。若应用的是阿德福韦酯和恩替卡韦，需要和医生沟通，权衡利弊，换用替诺福韦酯或替比夫定继续治疗与妊娠。

◆问：何种情况下可考虑终止怀孕？

答：对乙肝准妈妈，要慎重选择终止妊娠时机。

肝炎活动时，继续妊娠会进一步加重肝脏的负担，终止妊娠、分娩过程也会加重肝脏负担，如果在晚期妊娠或者肝功能严重受损的孕妇，分娩甚至会导致产后大出血、感染、昏迷等情况，所以必须慎重。

一般而言，不主张终止妊娠，但在以下情况可以考虑：

①由于其他疾病必须终止妊娠者；②由于孕 12 周前病毒感染（如风疹病毒等），或误服对胎儿致畸药物，而肝功能正常或经过治疗肝功能正常者；③胎儿发育明显迟缓或死胎者；④妊娠早期病情较重，积极治疗肝炎，待病情好转后，可以考虑终止妊娠（人工流产），防止肝炎进一步发展。妊娠中晚期，手术引产危害较大，一般不考虑终止妊娠。但病情严重者，经过多种保守治疗无效的情况下，要考虑终止妊娠。至于终止妊娠的方式，要根据病情来决定。

◆ 问：如何减少肝炎对怀孕的影响？

答：防治肝炎活动方面，以下几点是乙肝准妈妈应该注意的：

1. 注意休息和营养，特别是肝炎活动时更强调卧床休息，多进食优质蛋白饮食，如牛奶、鱼肉、鸡肉、瘦肉等，还有高维生素饮食，如蔬菜、水果等。

2. 必须在医生的指导下用药，特别是孕12周前，由于胎儿重要器官尚未发育成熟，不适当的用药易致胎儿受到损害。

肝炎活动时，必须评估孕妇的肝脏情况，如果仅是丙氨酸转氨酶升高，没有出现黄疸，可以在休息和营养的基础上给予维生素E、维生素C及肝太乐等药物，使用五味子类的降酶药。

用联苯双酯等要特别慎重，以免引起流产或早产，更不要误信广告或游医的诱惑。

如果反复恶心、呕吐（排除是早孕反应），或者出现黄疸甚至腹水，必须到专科医院住院治疗。

3. 由于妊娠期患者对戊型肝炎病毒的易感性高，中晚期妊娠感染戊型肝炎病毒易发展为重症肝炎，病死率达10%~20%，同时，戊肝病毒感染可促使乙肝的活动，进一步加重病情，所以孕期要注意预防戊肝病毒的感染。由于戊型肝炎病毒经口传播，特别是进食不洁、不熟的贝壳类海产品易于感染，所以应避免此类食品的摄入。

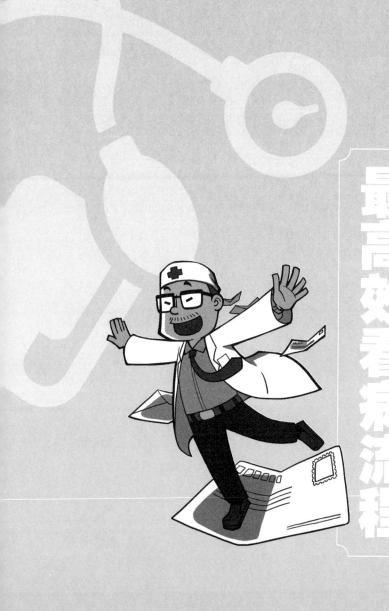

最高效看病流程

聪明就医篇

PART 1 如何就诊更高效

到哪个科室就诊

如果你只是想化验一下"乙肝两对半"的情况,那么挂哪个科都可以,和医生说要求体检乙肝五项就行。

如果你体检发现患有乙肝,或因身体不适怀疑自己患了肝炎。去医院后可以先咨询医院前台应看什么科。一般来说,综合性大医院有"传染科"或"感染科",专业的传染病医院有专门的"肝病科",小一些的医院分科不细,一般在"消化内科"就诊。

就诊前的准备

如果您是首次到专科医院看病,提醒您注意以下问题:

1. 带好自己所有既往的诊疗相关资料,特别是化验单和病历,供医生参考。

2. 最好事先了解一下自己的亲人或具有血缘关系的家族成员是否有人被诊断为慢乙肝或慢乙肝相关的疾病,如肝硬化、肝衰竭或肝癌。

3. 仔细想想自己的症状,必要时可以写在一张纸上,给医生看。

4. 如果有服药史,请注意回想一下最近半年内吃的药物,有必要携带药物说明书。因为不少药物可能损害肝脏,影响对肝功能的判断。

5. 上午看病最好保持空腹,因为有可能要检查肝功能或做B超检查,都要求空腹进行。

提高门诊就医效率的5个技巧

2. 如果属于疑难杂症，或者需要就诊号源特别紧张的专家，可选择特需门诊，挂号费比较高，但更容易获得号源，也能获得相对较长的与医生沟通时间会见。也可以申请会诊。

3. 带上可能需要的东西：身份证、医保卡、银行卡、现金、笔、原先的病历和检查单。如在该院是初诊，了解是否需要先开具诊疗卡。

1. 提前查询好医院地址、门诊楼的分布、药房、检验处、收费处的地点等。注意有不同院区的，不要白跑一趟。

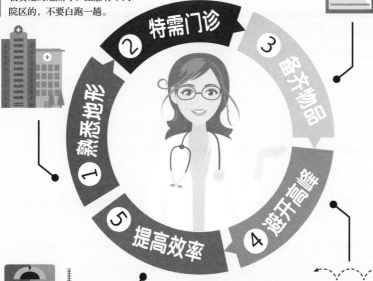

5. 如果需要进行多项检查，先去需要预约的项目（如B超、MR/CT），再去做不需预约的项目。

4. 尽量避开人流高峰。一般来说（非绝对）周一至周三上午专家最全，但就诊人数也最多。上午看病的人多，下午少。（当然，需要抽血检查的项目通常都要在上午）。

如何高效**挂到号**

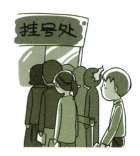

利用各种各样的互联网或移动互联网工具进行预约挂号,不仅会节省大量排队挂号的时间,一些难得的号源也有更大的机会获得,而且,预约方式通常可以具体到时间段,可以避免就医与工作的时间冲突。

目前最常用的预约挂号方式一览(广东省)

1. 网络平台 (适用:经常使用电脑上网者)

广州市卫生局统一挂号平台:http://www.guahao.gov.cn。

医院官方网站:部分医院官网开通预约功能,一般在医院网站首页。

第三方网络挂号平台:健康之路、挂号网等。

2. 电话 (适用:上网不方便者或老年人)

健康之路:4006677400。

电信:114。

移动:12580。

3. 微信平台 (适用:微信使用者)

流程:打开微信 App "微信→钱包→城市服务→挂号平台"。

4. 支付宝平台 (适用:支付宝使用者)

打开支付宝 App "支付宝→城市服务→挂号就诊"。

5. 医院微信公众号 (适用:适用微信使用者)

关注就诊医院微信公众号服务号便可预约。

6. 医院官方 App (适用:手机 App 熟练使用者)

目前仅有部分医院开发了相应 App。

7. 第三方挂号 App 及其微信公众号（适用：手机 App 熟练使用者）

微医 App 及其微信公众号。

160 就医助手 App 及其微信公众号。

翼健康 App 及其微信公众号。

不同服务平台号源不一，可作不同尝试。

8. 现场预约（适用：复诊者，其他预约方式不方便者）

各医院门诊预约挂号人工服务台：方式与一般现场挂号相似。

各医院门诊挂号自助机：需要注册或办理诊疗卡，兼具付款以及验单查询功能。

"微导诊"现场扫码预约。

9. 诊间预约（适用：复诊者）

需要复诊的患者可以现场让医生预约下一次就诊时间。

10. 其他

一些医生的自媒体或公众号，兼具科普及加号服务。

▶ **预约挂号要注意的问题**

◆注意医院号源放出的时间，不同挂号平台会有不同的放号时间，错过这个时候，一些抢手的号源会更难得到。

◆注意不同预约方式的有效预约时间，如提前 1 周或 2 周。

◆知晓不同预约方式的服务时间。部分网络预约是 24 小时，也有一些夜间停止（00:00—07:00）服务。

◆不要爽约。如有特殊情况，要提前取消。

◆有不同院区的医院，预约时应该看清楚医生出诊地点。

◆一些预约方式仅支持有该院诊疗卡者，初诊者可以尝试别的方式。

如何与医生高效沟通

如果你选择在大城市的大医院就诊,不管之前预约挂号以及排队候诊花了你多少时间和精力,你走到诊室中,与医生面对面交流的也可能仅仅只有几分钟的时间。这是我们暂时无法改变的事实。

你能做的,就是如何利用这几分钟,与医生之间完成最有效的沟通。而这很大程度,取决于你的准备。

医生会问的问题,你会准确应答吗

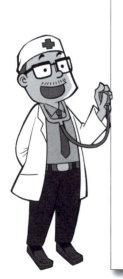

◆ 一般情况:

年龄;

性别;

体重,是否超重;

平时饮食特点,特别是酒精以及饮食习惯;

平时工作特点,是否压力大;

家族情况。

◆ 发病情况:

是否有过发作;

发作的时间,次数,每次持续多久;

发作部位;

发作前有没有预兆;

发作前有没有喝酒、暴饮暴食、受凉;

发作前有没有吃什么药。

◆**其他疾病情况**：

是否有高血压病、糖尿病、高血脂、肾病等疾病；

平时是否用什么药；

是否经历抗肿瘤治疗。

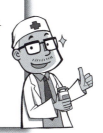

应对这些问题，你在就诊前需要准备好答案，或者列一张清单：

◆发病的情况：什么时候开始？发现什么样的不适？具体的感受，以及持续的时间。

◆发病时及发病后是否接受过治疗？什么治疗？治疗效果如何？

◆是否还有其他疾病？为了这些疾病，是否服药？什么药？（如难以记录，可以带上药瓶或说明书，或者事先记录好服药情况。）

◆既往是否做过检查？检查报告是否还在？（收集好，并按时间顺序排好装订，不要随意折叠，以免在诊室中翻找。）

◆自己迫切想问的问题：比如现在可不可以受孕等。

提醒：如果难以记忆，可以用笔或者手机记录下来。

回答医生问题的技巧

站在医生的角度，医生判断病情的需要获得患者的"主诉"和"病史"，前者指的是迫使你就医的最重要感受或病情，以及这种情况持续的时间；后者则是较详细而有针对性地叙述此次发病的经过，以及既往有无生病的历史。

所以，患者回答医生的问题时，最好就是针对这两者，简明扼要陈述自己的病情。

	有效陈述√	无效陈述×
感受	疲劳、恶心等具体感受	感觉不舒服
部位	右下腹等具体部位	到处都不好
时间	1个星期、1个月等具体时间	很久了
变化	2天后、2个小时后	一阵子、好多天
诱因	喝酒后、熬夜后	莫名其妙
处理	吃了叫××的药	诊所医生开的不知什么药

如果您实在不知应该怎么向医生说明病情，也不用太烦恼。有经验的医生会引导你讲述病情的。

PART 2 乙肝患者常做的检查

乙肝两对半检查

定性检查： 包括 HBsAg（表面抗原）、抗-HBs/HBsAb（表面抗体）、HBeAg（e抗原）、抗-HBe/HBeAb（e抗体）和抗-HBc/HBcAg（核心抗体）共五个病毒标记物。往往是用阴性和阳性来表示。

定量检查： 目前更主张进行定量检测。尤其是 HBsAg（表面抗原），其定量水平与肝病进展直接相关，其定量水平越低，肝癌、肝硬化风险越低。相比于定性检测，定量检测的结果不仅可以用于诊断慢乙肝，还能更好地判断治疗效果，指导治疗。医生根据表面抗原定量变化能针对性地调整治疗，争取最好的疗效。

HBV DNA 定量检测

主要判断慢性乙肝病毒感染的病毒复制水平，可用于抗病毒治疗适应证的选择及疗效的判断。

肝脏的生化学检查

血清丙氨酸转氨酶（ALT）和天冬氨酸转氨酶（AST）： 血清 ALT 和 AST 水平一般可反映肝细胞损伤程度，最为常用。

血清胆红素： 一般情况下肝脏损伤程度与胆红素含量正相关。肝功能衰竭患者血清胆红素可呈进行性升高，每天上升≥1倍正常值上限（ULN），且有出现胆红素升高与 ALT 和 AST 下降的"胆酶分离"现象。

血清白蛋白和球蛋白：反映肝脏合成功能，慢性肝炎、肝硬化和肝功能衰竭患者可有血清白蛋白下降。

凝血酶原时间（PT）及凝血酶原活动度（PTA）：PT 是反映肝脏凝血因子合成功能的重要指标，常用国际标准化比值（INR）表示，对判断疾病进展及预后有较大价值。PTA 的高低与肝脏损伤程度呈反比，如果这个值小于 40%，则提示患者极可能患有重型肝炎。

γ-谷氨酰转肽酶（GGT）：正常人血清中 GGT 主要来自肝脏。此酶在急性肝炎、慢性活动性肝炎及肝硬变失代偿时仅轻中度升高。各种原因导致的肝内外胆汁淤积时可以显著升高。

血清碱性磷酸酶（ALP）：经肝胆系统进行排泄。所以当 ALP 产生过多或排泄受阻时，均可使血中 ALP 发生变化。临床上常借助 ALP 的动态观察来判断病情发展，预后和临床疗效。

总胆汁酸（TBA）：健康人的周围血液中血清胆汁酸含量极低，当肝细胞损害或肝内、外阻塞时，胆汁酸代谢就会出现异常，TBA 就会升高。

胆碱酯酶：可反映肝脏合成功能，对了解肝脏应急功能和贮备功能有参考价值。

甲胎蛋白（AFP）：血清 AFP 及其异质体是诊断 HCC 的重要指标。应注意 AFP 升高的幅度、动态变化及其与 ALT 和 AST 的消长关系，并结合临床表现和肝脏影像学检查结果进行综合分析。

维生素 K 缺乏或拮抗剂-Ⅱ诱导蛋白（PIVKA-Ⅱ）：又名脱 γ-羧基凝血酶原（DCP），是诊断 HCC 的另一个重要指标，可与 AFP 互为补充。

肝纤维化非侵袭性诊断

APRI 评分：天冬氨酸氨基转移酶（AST）和血小板（PLT）比率指数（APRI），可用于肝硬化的评估。成人中 APRI 评分＞2，预示患者已经发生肝硬化。

FIB - 4 指数： 基于 ALT、AST、PLT 和患者年龄的 FIB - 4 指数可用于慢性乙型肝炎患者肝纤维化的诊断和分期。FIB - 4=（年龄 × AST）/（血小板 × ALT 的平方根）。

瞬时弹性成像（TE）： TE 作为一种较为成熟的无创检查，其优势为操作简便、可重复性好，能够比较准确地识别出轻度肝纤维化和进展性肝纤维化或早期肝硬化。

影像学检查

影像学检查的主要目的是监测慢性乙型肝炎的临床进展、了解有无肝硬化、发现占位性病变和鉴别其性质，尤其是监测和诊断原发性肝癌。

腹部超声检查（US）： 因操作简便、直观、无创性和价廉，腹部超声检查已成为肝脏检查最常用的重要方法。该方法可以协助判断肝脏和脾脏的大小和形态、肝内重要血管情况及肝内有无占位性病变，但容易受到仪器设备、解剖部位、操作者的技术和经验等因素的限制。

电子计算机断层成像（CT）： 目前是肝脏病变诊断和鉴别诊断的重要影像学检查方法，用于观察肝脏形态，了解有无肝硬化，及时发现占位性病变和鉴别其性质，动态增强多期扫描对于原发性肝癌的诊断具有高度敏感性和特异性。

磁共振（MRI 或 MR）： 无放射性辐射，组织分辨率高，可以多方位、多序列成像，对肝脏的组织结构变化如出血坏死、脂肪变性及肝内结节的显示和分辨率优于 CT 和 US。动态增强多期扫描及特殊增强剂显像对鉴别良、恶性肝内占位病变优于 CT。

病理学诊断

肝脏组织活检的目的是评价慢性乙肝患者肝脏病变程度，排除其他肝脏疾病，判断预后和监测治疗应答。

PART 3 乙肝感染者的随访管理

乙肝病毒携带者的定期检查

非活动性乙肝病毒携带者，体内病毒复制明显受到抑制，肝功能正常，肝组织无肝炎病变，发生肝硬化和肝癌可能性小，但也有发展成e抗原阴性慢性乙肝的可能。

因此无须用药治疗，可以从事各种工作。但建议每6个月进行血常规、生物化学、病毒学、AFP、B超和无创肝纤维化等检查。如果始终正常，则可以放心工作和学习；如果中途出现变化，肝功能或病毒指标发生变化，应该及时排查，看看病情是否发生了转变，该治疗就治疗。

慢性乙肝病毒携带者，因处于免疫耐受期，一般情况下患者肝内无炎症活动或仅有轻微炎症，且此期患者抗病毒治疗效果欠佳，一般不推荐抗病毒治疗。但要注意，相当一部分免疫耐受期患者在成年后，随着免疫耐受的打破，出现肝炎活动。

所以，慢性乙肝病毒携带者应每3～6个月进行血常规、生物化学、病毒学，AFP、B超和无创肝纤维化等检查，必要时行肝组织活检，若符合抗病毒治疗指征，应及时启动治疗。

乙肝治疗期间，需要监测什么

对于已经开始抗病毒治疗的乙肝患者来说，为了保证抗病毒治疗的安全性，同时也为了评估抗病毒的疗效，需要定期进行监测。

检查项目	干扰素治疗患者建议检测频率	核苷类药物治疗患者建议检测频率
血常规	治疗第1个月每1～2周检测1次，以后每月检测1次至治疗结束	每6个月检测1次直至治疗结束
生化学指标	每月检测1次至治疗结束	每3～6个月检测1次直至治疗结束
HBV DNA	每3个月检测1次直至治疗结束	每3～6个月检测1次直至治疗结束
HBsAg/HBsAb/HBeAg/HBeAb	每3个月检测1次	每6个月检测1次直至治疗结束
甲胎蛋白（AFP）	每6个月检测1次	每6个月检测1次直至治疗结束
肝硬度测定值（LSM）	每6个月检测1次	每6个月检测1次直至治疗结束
甲状腺功能和血糖	每3个月检测1次，如治疗前就已存在甲状腺功能异常或已患糖尿病，建议应每个月检查甲状腺功能和血糖水平	根据既往病情决定
精神状态	密切观察，定期评估精神状态：对出现明显抑郁症状和有自杀倾向的患者，应立即停止治疗并密切监护	根据既往病情决定
腹部超声	每6个月检测1次，肝硬化患者每3个月检测1次。如B超发现异常，建议行CT或MRI检查	每6个月检测1次直至治疗结束
其他检查	根据患者病情决定	服用替比夫定的患者，应每3～6个月监测肌酸激酶；服用替诺福韦酯或阿德福韦酯的患者应每3～6个月监测肌酐和血磷

治疗期间监测项目

资料来源：《慢性乙型肝炎防治指南》（2015年版）

治疗结束后应定期复查

抗病毒治疗结束后,患者进行定期复查可以评估抗病毒治疗的长期疗效,监测疾病的进展,预防肝癌的发生。

停药后3个月内:应每月检测1次肝功能、HBV血清学标志物及HBV DNA,之后每3个月检测1次肝功能、HBV血清学标志物及HBV DNA,至少随访1年。1年后,持续ALT正常且HBV DNA阴性者,至少每年进行1次HBV DNA、肝功能、AFP和超声影像检查。

ALT正常但HBV DNA阳性者,每6个月检测1次HBV DNA和ALT,AFP和超声影像检查。

肝硬化患者,每3个月检测AFP和腹部超声显像,必要时做CT或MRI以早期发现肝癌。每1~2年进行胃镜检查,以观察有无食管胃底静脉曲张及其进展情况。

PART 4 这些骗局,你遭遇过吗

乙肝治疗八大骗局

我国乙肝患者人数众多,他们在饱受疾病困扰的同时,也不断受骗。医疗骗子们的手段五花八门,以下八个常见的骗术,你中招没?

骗术一　药:"祖传秘方""高科技"

久病的乙肝患者都爱中医,特别是有奇效的"祖传秘方"。而近年来,"纳米制药""航空技术"等高端词汇也成新宠。

提醒:目前世界上还没有明确能快速清除乙肝病毒的特效药。而正规的治疗药物,至少应该有国药准字号,可以据此查询药物详细信息。

骗术二　机构:假大空虚大头衔

直接卖药容易引来怀疑,为机构挂名就更隐秘些。可轻易从广告上看到声称"××肝病权威诊疗中心""××特批肝病专家顶级机构"等机构头衔,营造权威感。

提醒:目前,我国治疗肝病的部级或省市级的中心,必定是选择在技术力量和专家队伍最强大的三甲医院里,而非小医院、小诊所内。

骗术三　医生："奖项无数老专家"

很多机构宣称自己有"专家"坐堂，这些"专家"无不头衔众多，获奖无数。事实上，这些"专家"可能连医生都不是。

提醒：可去权威网站如国家卫生和计划生育委员会官网、中华医学会官网或学术数据库平台搜索查询，这些所谓的"专家"可能根本找不着，更遑论科研成果。而那些奖项或者颁奖部门，可能根本不存在。

骗术四　宣传：私印报刊宣传错知识

近年，在路上经常可以碰到免费派发健康知识报刊的，其中有不少是关于乙肝治疗的。不少患者因为相信所谓的"杂志"，进而误信医疗机构。

提醒：沿街派发的杂志实为商家广告品，可信度低。正规医院派发的科普读物或正规医学科普报刊（有正规刊号），内容客观，不会随意夸大治疗效果及具体治疗药物。

骗术五　诊病：夸大病情无中生有

对于初诊者，骗子医生们最常见的伎俩就是把"小三阳"说成"大三阳"、无传染性说成有传染性，将不需要服药的说成要多疗程治疗，甚至修改化验结果让人信以为真。

提醒：与乙肝病毒既往感染者、控制期乙肝病毒携带者一起工作、饮食不会引起传染。一般的乙肝病毒携带者，肝功能正常者，通常无需做抗病毒治疗，盲目用药反而可能造成耐药。

骗术六 疗效:"彻底清除乙肝病毒"

"转阴""快速清除病毒"是很多乙肝患者的希望,与此相对,"包转阴,包不反弹!"承诺也成了最具诱惑力的骗术。

提醒:医学上虽有极少部分患者乙肝表面抗原转阴,但目前尚无确保转阴的药物问世,没有正规医生会如此"打包票"。

骗术七 费用:免费促销大陷阱

如商场促销海报一样,"化验费全免""专家费全免""买一送一"等诱导消费的字眼,通常会出现在非法乙肝治疗机构的宣传单上,让饱受治疗费用困扰的患者无不心动。

提醒:正规医院有时会举行义诊或条件明确的慈善赠药,但不会如商业机构一般动辄"促销""免费""赠送疗程"等。

骗术八 口碑:子虚乌有的治愈病例

电视上、视频上,有中医世家、主持人,有患者本人、家属、电视观众等,他们讲述患病故事,而后幸运治愈,催人泪下,营造口碑。

提醒:在判断疗效之前,我们先要判断,是"演员"还是"病患"。

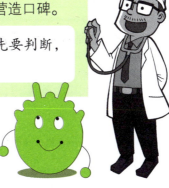

"快速治愈乙肝",能相信吗

有不少广告大肆宣扬能"快速治愈乙肝",有的广告更具体地宣扬什么"'大、小三阳'3个月全部转阴"等,对于饱受慢性乙肝折磨、病情反反复复的患者来说,这些广告无疑是"天大的福音",当然会趋之若鹜了。

然而,在这里必须郑重地告诉大家,"快速治愈乙肝"不是什么福音,而是"美丽的陷阱",是别有用心者的骗钱伎俩,千万不要相信!

让我们一起来看看"快速治愈"者的底牌吧!

底牌一:使用大量降低转氨酶活性的药物,如五味子、联苯双酯等。

用药后转氨酶确实可以下降甚至降为正常,但这只是抑制了转氨酶活性而已,肝细胞炎症依旧存在,乙肝病毒依旧存在,一旦停药,转氨酶必然反弹。大家应当明白,这种转氨酶正常是假象,肝炎并没有"治愈"。

底牌二:使用大量"保肝"药。

目前,在医药市场有着各种各样的保肝药,中西药都有,它们有一定的保护肝细胞作用,有退黄疸、降酶作用,也有改善患者症状和肝功能的效果。

但可以肯定的是,"保肝"作用是短暂的、临时性的、有限性的。

然而,"保肝"药的暂时缓解作用又被无限夸大,被宣传为"快速治愈乙肝"的良药。

大家必须知道,患者往往在多次"暂时缓解"中,肝脏炎症反反复复,肝纤维化便接踵而至,直到发生肝硬化。这也是许多患者坚持保肝治疗,最后仍然发展为肝硬化的原因。

其实,"保肝"疗法在发达国家很少应用,与其以后进行"保肝"治疗,不如在病初进行抗病毒治疗。国内较为统一的看法是,"保肝"药不是不能应用,比如辅助抗病毒药可用,某些肝炎急性期炎症明显或黄疸较深,暂时不宜抗病毒治疗时,也可先用保肝药缓解病情,然后必须给予抗病毒药。

对慢性乙肝的治疗,"保肝"只能是辅助性、暂时性的手段,不宜作为主要的、永久性的治疗措施。

底牌三:利用急性乙肝的自限性。

在临床上曾经见到被"快速治愈"的乙肝患者,通过分析,这不是慢性乙肝而是急性乙肝。

大家应当了解,急性乙肝基本上是一个自限性疾病,经过急性期后会很快自然康复,HBsAg 消失,获得免疫力,血清内产生保护性抗体,即 HBsAb。一般说来,急性乙肝预后良好,很少演变为慢性乙肝,通过一般治疗便可康复。

"快速治愈"病例中不乏急性乙肝,所以,这种"快速治愈"正是利用了这一可乘之机大做文章,迷惑广大乙肝患者。值得注意的是,有少数慢性乙肝患者,乙肝表面抗原可自然转阴,而非药物的功劳。

底牌四：利用慢性乙肝的发病机理复杂，临床经过有不可预测性和多变性。

慢性乙肝在其进程中并非一条直线持续不断地加重，而是多呈现波浪式或螺旋式变化。在病程中，不用任何药物干预，也常有自行缓解现象，在缓解期，转氨酶可下降，症状也减轻，因而所谓"快速治愈"很可能正是慢性乙肝的自行缓解。

提示

总之，人们千万不要相信"快速治愈"的宣传，如果慢性乙肝是能够"快速治愈"的疾病，绝大多数患者早就治好了，骗子也无利可图，就不可能存在那么多虚假广告和宣传了。希望乙肝患者擦亮眼睛，相信科学。

慢性乙肝绝对不可以快速治愈，这已是国内外专家的共识。对慢性乙肝的治疗原则必须是以抗病毒为主的综合治疗。

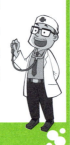

PART 5
广东省肝炎专科及专家推介(部分)

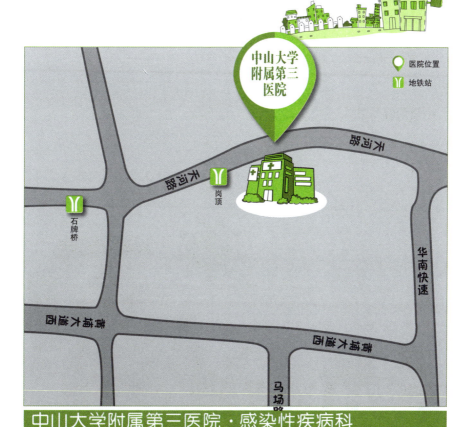

中山大学附属第三医院·感染性疾病科

地址： 广东省广州市天河区天河路600号。
电话： 020-85253333。

推荐专家1：高志良，中山大学名医、二级教授、主任医师，博士生导师。现任中山大学附属第三医院肝病医院副院长、感染性疾病科主任、传染病学教研室主任。擅长传染病的防治，特别是病毒性肝炎的诊断与治疗。

出诊时间：周一下午，周三下午。

推荐专家2：谢冬英，主任医师，教授。擅长慢性肝炎（包括乙肝、丙肝以及其他不明原因肝病）、肝硬化、肝衰竭等疾病的诊断与治疗。在处理疑难肝病以及乙肝患者妊娠方面有丰富的经验。

出诊时间：周二上午（特诊），周三上午，周四下午。

推荐专家3：林炳亮，主任医师，医学博士，研究生导师。擅长病毒性肝炎防治、肝硬化的诊治、肝衰竭的救治、自身免疫性肝病及寄生虫病的诊治。

出诊时间：周一上午，周三上午（特诊），周三下午。

▶ **预约挂号方式**：

1. 网站预约：中山大学附属第三医院官网、挂号网、医护网（健康之路）、广州市统一挂号系统等。
2. 电话预约：95169、12580、12320、114、4006677400 等。
3. 微信预约："中山三院"微信公众号、"广州健康通"微信号公众号等。
4. 现场预约：终端机自动预约、门诊现场预约服务台等。

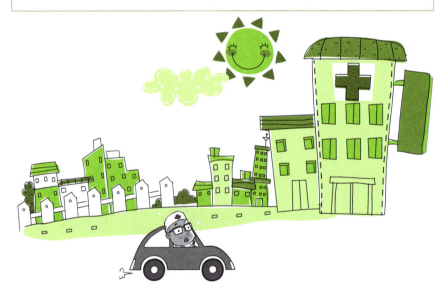

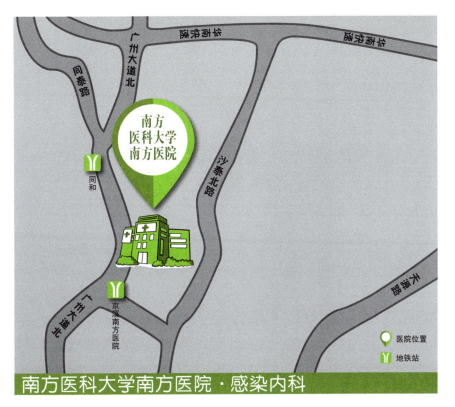

南方医科大学南方医院·感染内科

地址：广东省广州市天河区广州大道北路1838号。
电话：020-61641114。
推荐专家：侯金林，主任医师，教授，博士生导师，感染内科主任。中华医学会感染病学分会主任委员、广东省传染病和寄生虫病学会主任委员。主要从事各种病毒性肝脏疾病的诊治及乙肝病毒耐药变异方面的研究。
出诊时间：周二上午。

> ▶ **预约挂号方式**：
> 1. 网站预约：南方医院官网、广州统一挂号系统等。
> 2. 电话预约：020-61641888等。
> 3. 微信："南方医科大学南方医院"微信公众号等。
> 4. 现场预约：终端机自动预约、门诊现场预约服务台等。

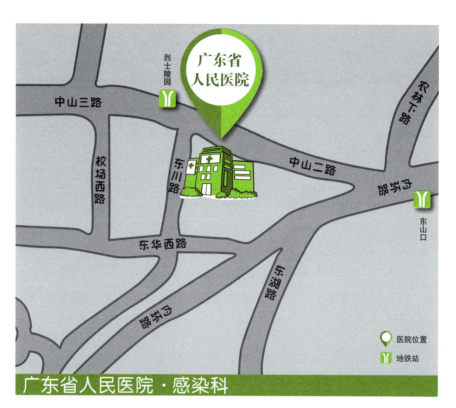

广东省人民医院·感染科

地址: 广东省广州市越秀区中山二路106号。

电话: 020-83882222。

推荐专家: 陈小苹,主任医师,感染科主任。中华医学会传染病寄生虫病广东分会副主任委员。擅长各类肝病、胆道疾病、黄疸、发热查因及各种感染性疾病和医院感染、抗生素应用等方面的诊断及治疗。

出诊时间: 周二上午,周三上午(特诊),周四上午,周三下午(东病区)。

▶ **预约挂号方式:**

1. 网站预约:广东省人民医院官网、广州市统一挂号系统等。
2. 电话预约:020-83882222、114、4006677400等。
3. 微信预约:"广东省人民医院"微信公众号、"城市服务预约挂号平台"微信公众号等。
4. 现场预约:终端机自动预约、门诊现场预约服务台等。

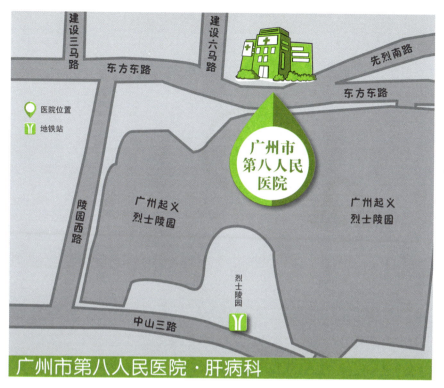

广州市第八人民医院·肝病科

地址： 广东省广州市东风东路627号。

电话： 020-83838688。

推荐专家： 唐小平，主任医师，教授，博士生导师。广州市传染病研究所所长，广州市卫计委党委书记。广州市医学会副会长及传染病分会主任委员，广东省医学会感染病分会副主任委员。擅长乙、丙型肝炎、艾滋病及其他传染病的诊断与治疗。

出诊时间： 暂不出诊。

▶ **预约挂号方式：**

1. 网站预约：广州市统一挂号系统、远程通等。
2. 电话预约：020-83830693、968309、12320等。
3. 现场预约：终端自动机预约、门诊现场预约服务台等。

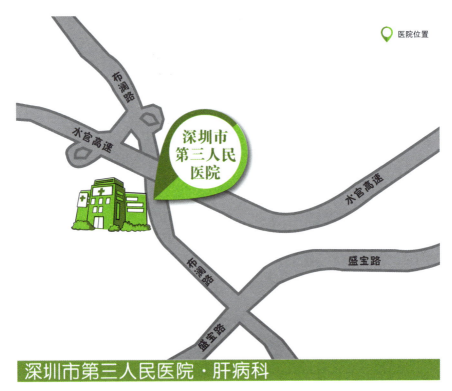

医院位置

深圳市第三人民医院·肝病科

地址：广东省深圳市龙岗区布澜路29号。

电话：0755-61222333。

推荐专家：周伯平，主任医师，教授，博士生导师。广东省传染病与寄生虫病学会副主任委员，深圳市传染病与寄生虫病学会主任委员。擅长传染病的病原学、免疫学和临床治疗。

出诊时间：周五上午（特诊）。

> ▶ **预约挂号方式：**
> 1. 网站预约：就医160网、华康移动医疗网等。
> 2. 电话预约：12580、114等。
> 4. 现场预约：终端自动机预约、门诊现场预约服务台等。

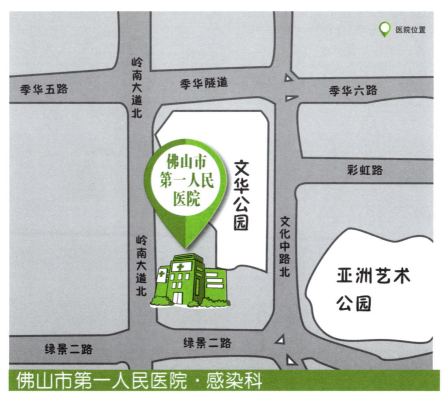

佛山市第一人民医院·感染科

地址：广东省佛山市禅城区岭南大道北81号。
电话：0757-83169999。
推荐医生：叶一农，副主任医师，擅长病毒性肝炎的诊治。
出诊时间：周二上午。

▶ **预约挂号方式**：
1. 网站预约：佛山市第一人民医院官网等。
2. 微信预约："佛山市第一人民医院"微信公众号(服务号)等。
3. 电话预约：114、12320等。
4. 现场预约：终端自动机预约、门诊现场预约服务台等。

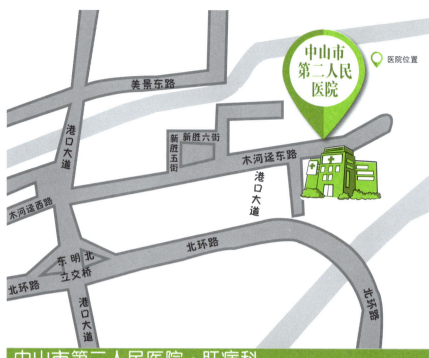

中山市第二人民医院·肝病科

地址：广东省中山市港口镇木河迳东路。
电话：0760-88438666。
推荐专家：卫敏，主任医师，副院长。擅长各种肝病及感染性疾病的诊治、病毒性肝炎的诊断及治疗。
出诊时间：预约。

▶ **预约挂号方式**：
1. 网站预约：中山市第二人民医院官网等。
2. 电话预约：0760-88438619 等。
3. 现场预约：门诊现场预约服务台等。

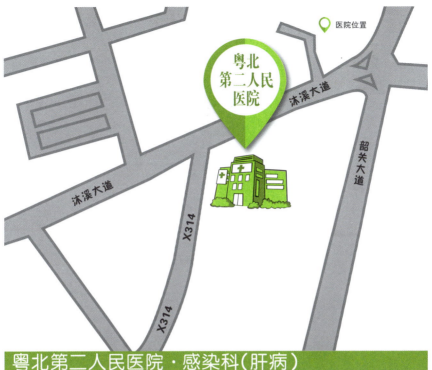

粤北第二人民医院·感染科(肝病)

地址：广东省韶关市武江区沐溪大道13号。

电话：0751-8726691。

推荐专家：李德昌，副主任医师，院长。擅长各类肝病的诊治，尤其对急、慢性病毒性肝炎和肝功能衰竭的诊治具有丰富临床经验。

出诊时间：周一至周五全天。

▶ **预约挂号方式**：
1. 网站预约：粤北第二人民医院等。
2. 现场预约：门诊现场预约服务台等。

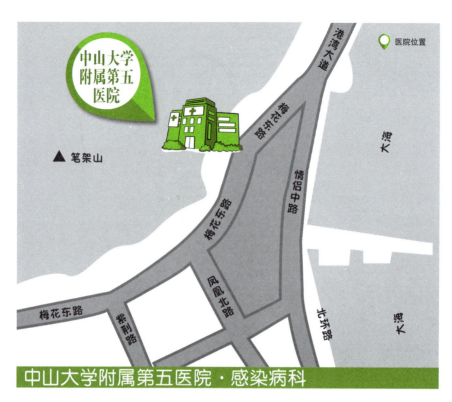

中山大学附属第五医院·感染病科

地址： 广东省珠海市香洲区梅华东路52号。

电话： 0756-2528888。

推荐专家： 夏瑾瑜，主任医师，教授，硕士生导师，感染病科主任。擅长采用中西医结合方法治疗各种肝病，尤其是病毒性肝炎及其并发症的诊治。

出诊时间： 周一上午，周三上午。

▶ **预约挂号方式：**

1. 网站预约：中山大学附属第五医院官网、医程通、医护网、珠海市预约挂号平台。
2. 电话预约：0756-2528363、968309、4006677400、12580等。
3. 微信预约："中大五院"微信公众号等。
4. 现场预约：门诊现场预约服务台等。

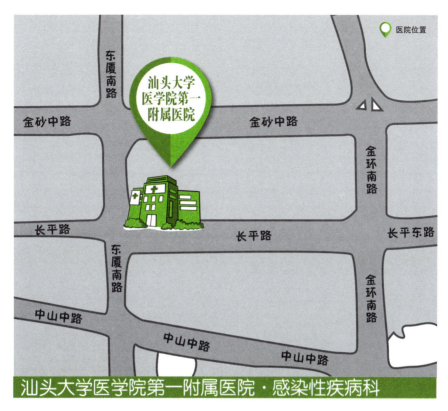

汕头大学医学院第一附属医院·感染性疾病科

地址：广东省汕头市长平路57号。

电话：0754-88258290。

推荐专家：周小辉，主任医师，教授，硕士生导师，感染肝病科主任。擅长慢性乙肝、丙型肝炎、肝硬化及肝癌等肝病的诊治。

出诊时间：周一全天。

▶ **预约挂号方式：**
1. 网站预约：就医助手网等。
2. 微信预约："汕头大学医学院第一附属医院"微信公众号等。
3. 现场预约：门诊现场预约服务台等。

中国家庭医生 医学科普系列丛书

权威：主编均为国内权威三甲医院教授、主任医师、博士生导师。他们中，有中华（广东）医学会专业分会主任委员，有国家重点学科学术带头人，有中央保健专家……从业均超过25年，在各自领域上专研深耕，经验丰富，是临床一线的知名教授。

通俗：文章除追求科学性、专业性外，还配以大量简洁的插图，通过深入浅出和生动有趣的语言，解读深奥的医学知识和正确的健康理念，让读者看得明明白白。

实用：一病一册，内容涵盖人们普遍关注的诸多慢性病病种。内容有的放矢，除介绍疾病的成因、常用的检查手段之外，还详细地告诉患者（家属）相关治疗和高效就医途径，以及日常生活中的各种注意事项等。

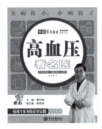

《高血压看名医》

主编简介：
董吁钢，中山大学附属第一医院心血管医学部主任、教授、博士研究生导师，广东省医学会心血管病分会高血压学组组长。

内容简介：
我国的血压控制率只有6.1%，高血压病人中约75%的人吃了降压药，血压还是没有达标。吃药为啥不管用？血压高点有啥可怕？为何要严格控制血压？顽固的高血压如何轻松降下来？防治高血压的并发症有何妙招？……以上种种疑问，在这本书里，都能找到你看得懂的答案。

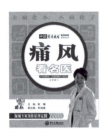

《痛风看名医》

主编简介：
张晓，广东省人民医院风湿科行政主任，中国医师协会风湿免疫科医师分会副会长，广东省医师协会风湿免疫分会主任委员，广东省医学会风湿免疫分会副主任委员。

内容简介：
得了痛风，便再也摆脱不了随时发作的剧痛？再也离不开药罐子的生活？再也无缘天下美味，只能索然无味地过日子？……专家将带给你关于痛风这个古老疾病的全新认识：尿酸是可以降的，痛是不需要忍的，而美食同样是不可辜负的。本书以图文并茂的方式，给痛风及高尿酸血症患者一份医疗、饮食、运动、行为的全方位生活管理指导。

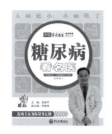

《糖尿病看名医》

主编简介：

翁建平，中山大学附属第三医院教授，博士研究生导师，内分泌科首席专家，现任中华医学会糖尿病学分会主任委员。

内容简介：

怎样知道自己是否是糖尿病危险人物？患了糖尿病如何通过饮食方式的调整、行为方式的改变以及药物治疗来稳定血糖？如何有效地与医生沟通……本书以通俗易懂的语言、图文并茂的方式，全面介绍糖尿病的病因、相关检查、治疗手段及高效就医途径，给糖尿病患者一份医疗、饮食、运动、行为的全方位生活管理指导。

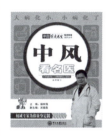

《中风看名医》

主编简介：

胡学强，中山大学附属第三医院神经病学科前主任，教授，博士生导师，广东省中西医结合学会脑心同治专业委员会主任委员。

内容简介：

中风又称脑卒中。中风先兆如何识别？中风或疑似中风，要做哪些相关检查和治疗？中风救治一刻千金，其诊治的标准流程是怎样的？如何调整生活方式，防患于未然？……本书以通俗易懂的语言，全面介绍了中风的病因、相关检查、治疗手段及高效就医途径，不失为读者的一份权威指南。

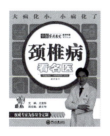

《颈椎病看名医》

主编简介：

王楚怀，中山大学附属第一医院康复科教授，博士生导师，中国康复医学会颈椎病专业委员会副主任委员。

内容简介：

颈椎病是日常生活中的常见病、多发病。其类型多样，表现百变。颈椎长骨刺＝颈椎病？得了颈椎病，最终都会瘫？反复落枕是何因？颈椎病为何易复发？颈椎病，如何选枕头？"米"字操，真的有用吗？……本书以通俗易懂的语言、图文并茂的形式，深入浅出地介绍了颈椎病的来龙去脉，让读者在轻松阅读之余，学会颈椎病的防治之法。

中国家庭医生 医学科普系列丛书

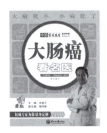

《大肠癌看名医》

主编简介：
汪建平，中山大学附属第六医院结直肠外科主任，中华医学会理事，广东省医学会副会长，广东省医师协会副会长。

内容简介：
大肠是健康的"晴雨表"，大肠很容易随身体状况的变化而发生问题，而人们最易忽视细微的身体变化，如最常见的便秘和腹泻。这其中可能隐藏着重大疾病，比如逐年高发的大肠癌。本书最重要的目的，是要带给读者一个忠告：是时候关心一下你的肠道了。关注自己的肠道，会带来无比珍贵的健康。

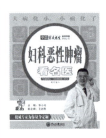

《妇科恶性肿瘤看名医》

主编简介：
李小毛，中山大学附属第三医院妇产科主任兼妇科主任，教授，博士生导师，妇产科学术带头人。

内容简介：
为什么会患上妇科恶性肿瘤？早期如何发现？做哪些检查能尽快、准确知晓病情？选哪种治疗方案？出院后，身体的不适如何改善？……本书以通俗的语言、图文结合的方式，介绍宫颈癌、子宫内膜癌、卵巢癌的病因、相关检查、治疗、高效就医途径等，是患者(家属)贴心、权威的诊疗指南。

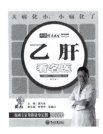

《乙肝看名医》

主编简介：
高志良，中山大学附属第三医院肝病医院副院长，感染性疾病科主任，教授，博士生导师，广东省医学会感染病学分会主任委员。

内容简介：
本书由著名肝病专家高志良教授主编，聚焦乙肝话题，进行深度剖析：和乙肝病毒感染者进餐会传染乙肝吗？肝功能正常需不需要治疗？乙肝患者终生不能停药吗？乙肝妈妈如何生下健康宝宝？患者与医生之间如何高效沟通？……想知道答案吗？请看本书！

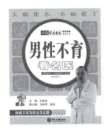

《男性不育看名医》

主编简介：

邓春华，中山大学附属第一医院泌尿外科教授，博士生导师，中华医学会男科学分会候任主任委员。

内容简介：

二胎政策全面放开，孕育话题再次被引爆。然而，大量不育男性却深陷痛苦之中。不育男性如何通过生活方式的调整走出困境？医生如何借助药丸子、捉精子、动刀子等手段，让患者绝处逢生？患者与男科医生之间如何高效沟通？……本书语言通俗易懂，不失为男性不育患者走出困境的一份权威指南。

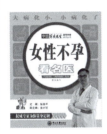

《女性不孕看名医》

主编简介：

张建平，中山大学孙逸仙纪念医院妇产科教授，博士生导师，学术带头人，中华妇产科学会妊娠期高血压疾病学组副组长。

内容简介：

不孕不育，一种特殊的健康缺陷。不孕女性需要做哪些相关检查和治疗？如何通过生活方式的调整走出困境？不孕女患者的诊治有怎样的流程？试管婴儿能解决所有的问题吗？……本书以通俗易懂的语言，全面介绍了女性不孕的病因、相关检查、治疗手段及高效就医途径，不失为女性不孕患者走出困境的一份权威指南。

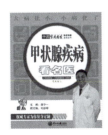

《甲状腺疾病看名医》

主编简介：

蒋宁一，中山大学孙逸仙纪念医院核医学科主任医师，教授，博士生导师，中华医学会核医学分会治疗学组组长。

内容简介：

当今生活压力大，节奏紧张，甲状腺疾病的发病率有上升趋势。甲状腺最常生哪些病？生病的甲状腺该如何治？……本书以通俗易懂的语言、生动活泼的图片聚焦甲状腺疾病，向广大读者介绍甲状腺的生理功能及其常见病的防治知识。患者最关心、最常见、最具代表性的疑问都能从本书得到解答。

终于等到你,
小编已恭候多时!

扫二维码

书里装不下的话题,
我们在这里告诉你。